HEYNE <

dr. ulrich strunz

forever young sterne diät

★★★ das vier-wochen-komplett-programm

★★★ gourmet-rezepte von sterne-koch michael beck

★★★ mit einkaufsliste und bewegungsplan

WILHELM HEYNE VERLAG
MÜNCHEN

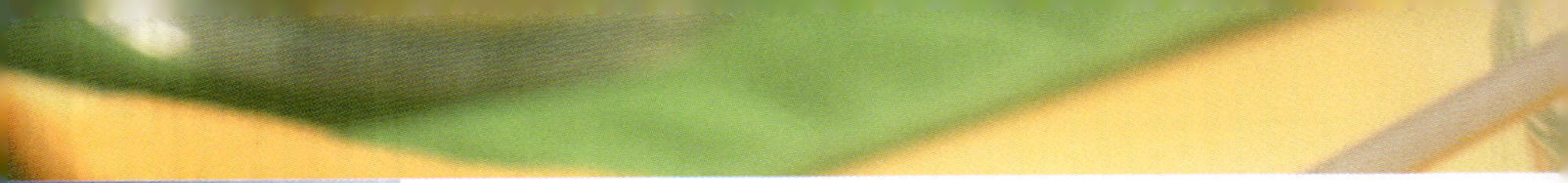

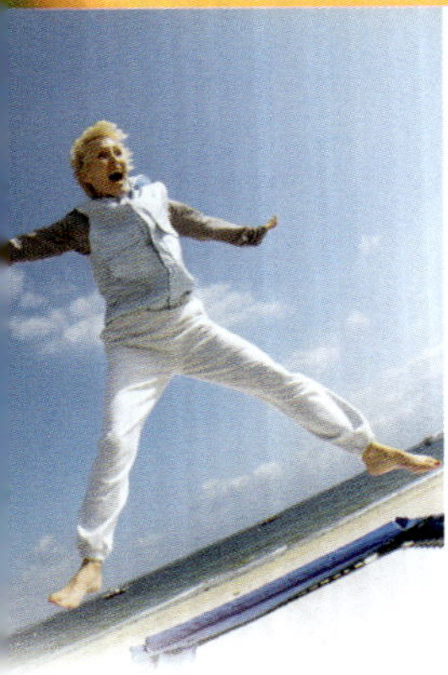

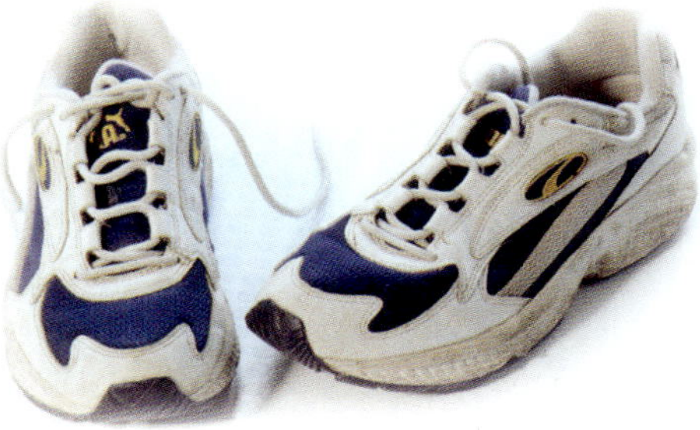

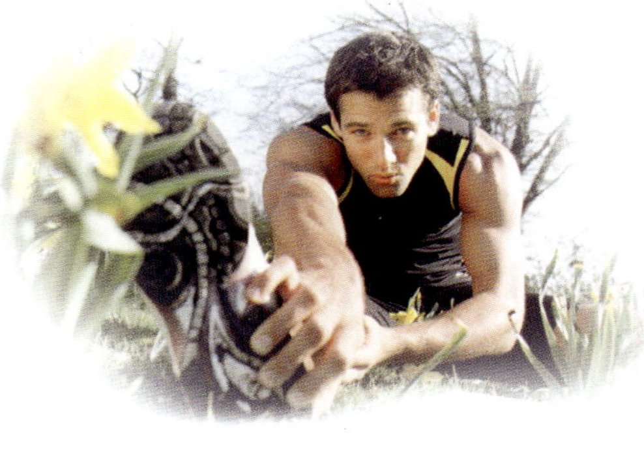

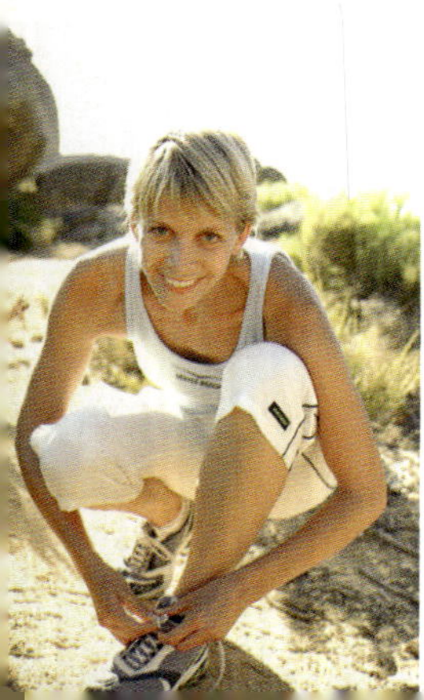

inhalt

26 Die Forever-young-Sterne-Diät

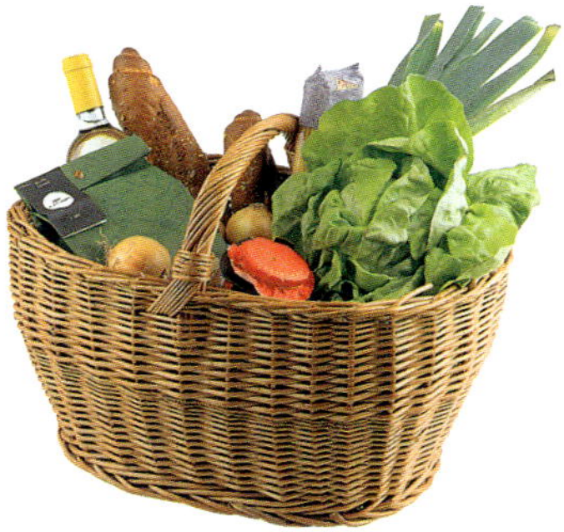

30 Die Sterne-Diät-Rezepte: Woche 1

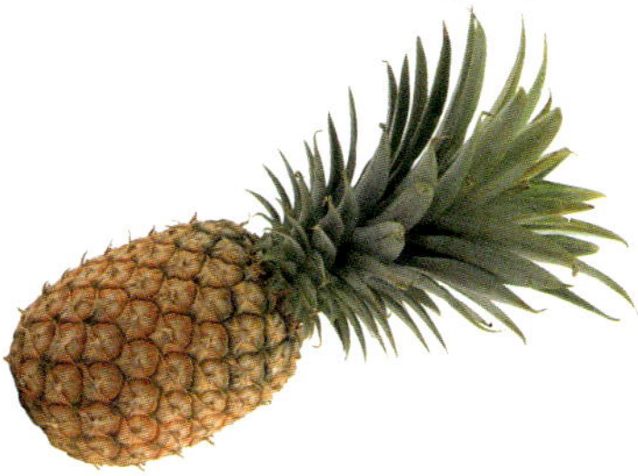

52 Die Sterne-Diät-Rezepte: Woche 2

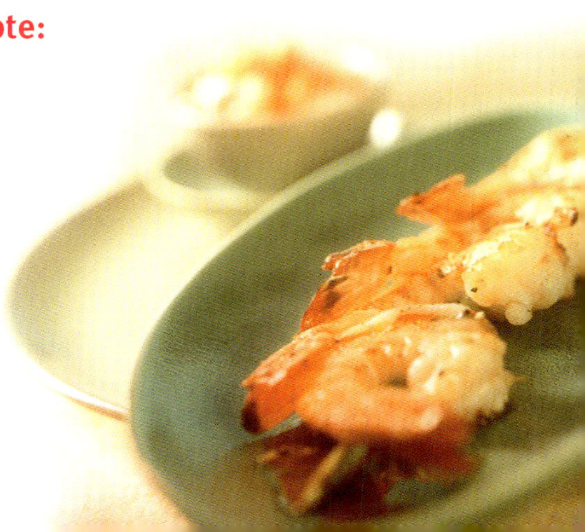

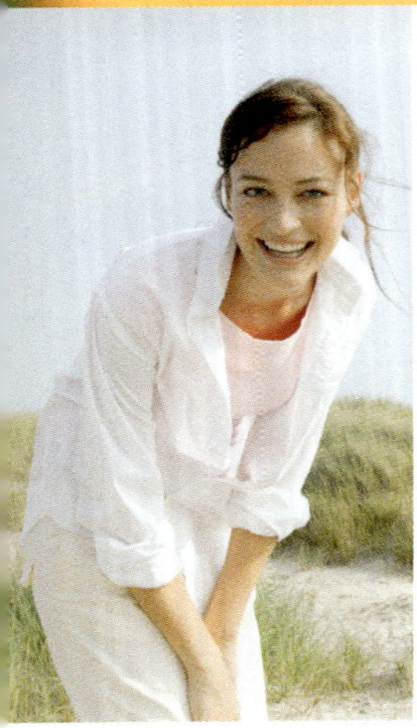

72 Die Sterne-Diät-Rezepte: Woche 3

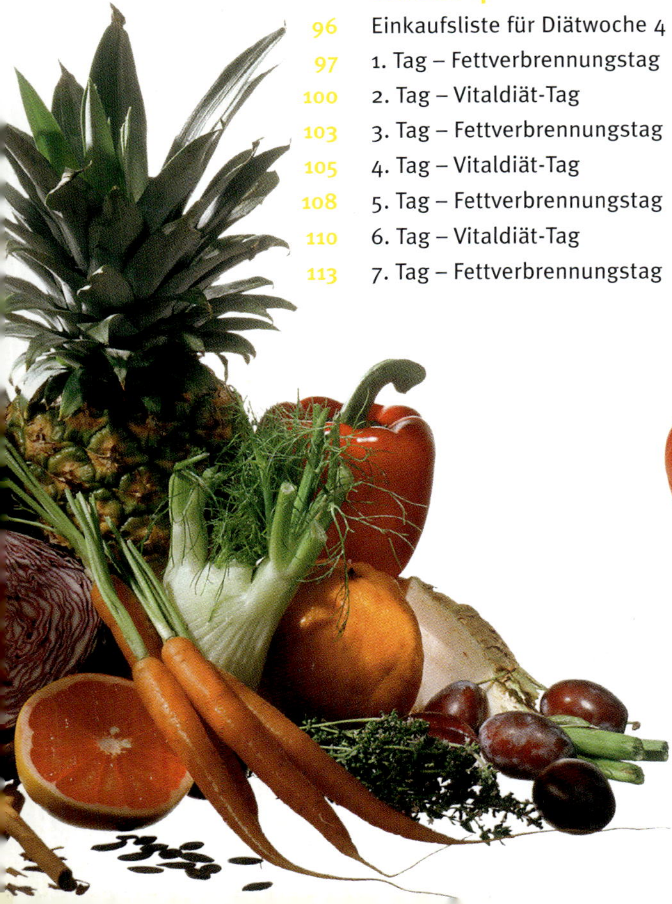

96 Die Sterne-Diät-Rezepte: Woche 4

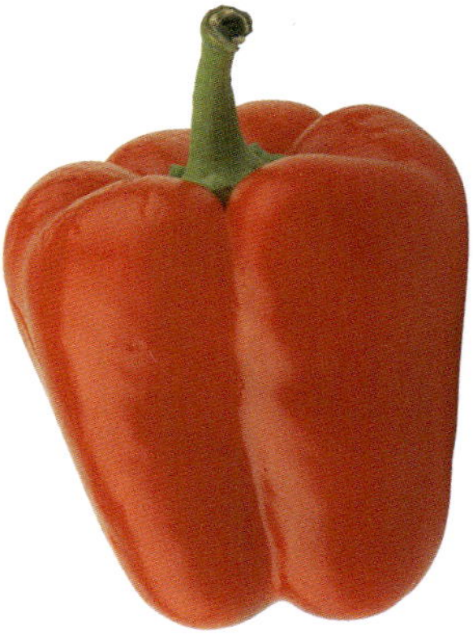

inhalt

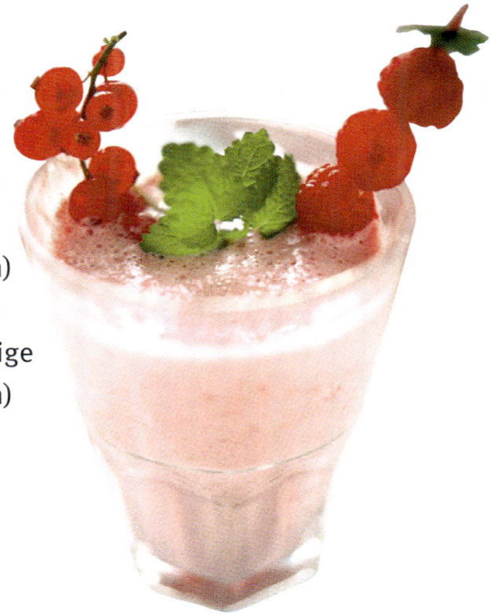

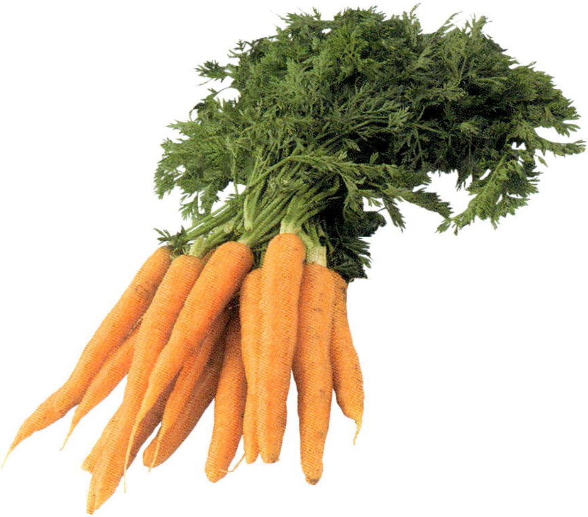

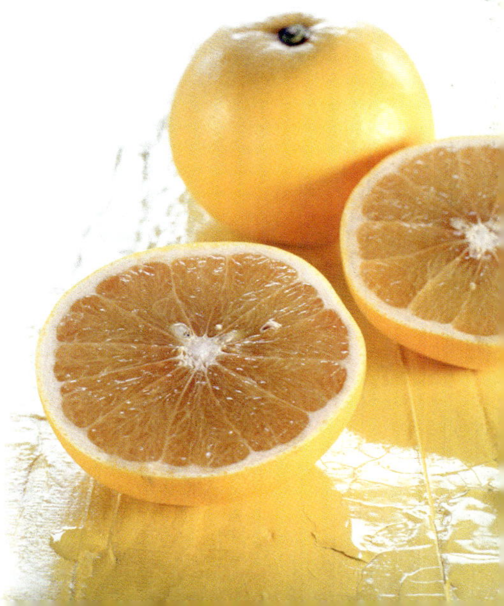

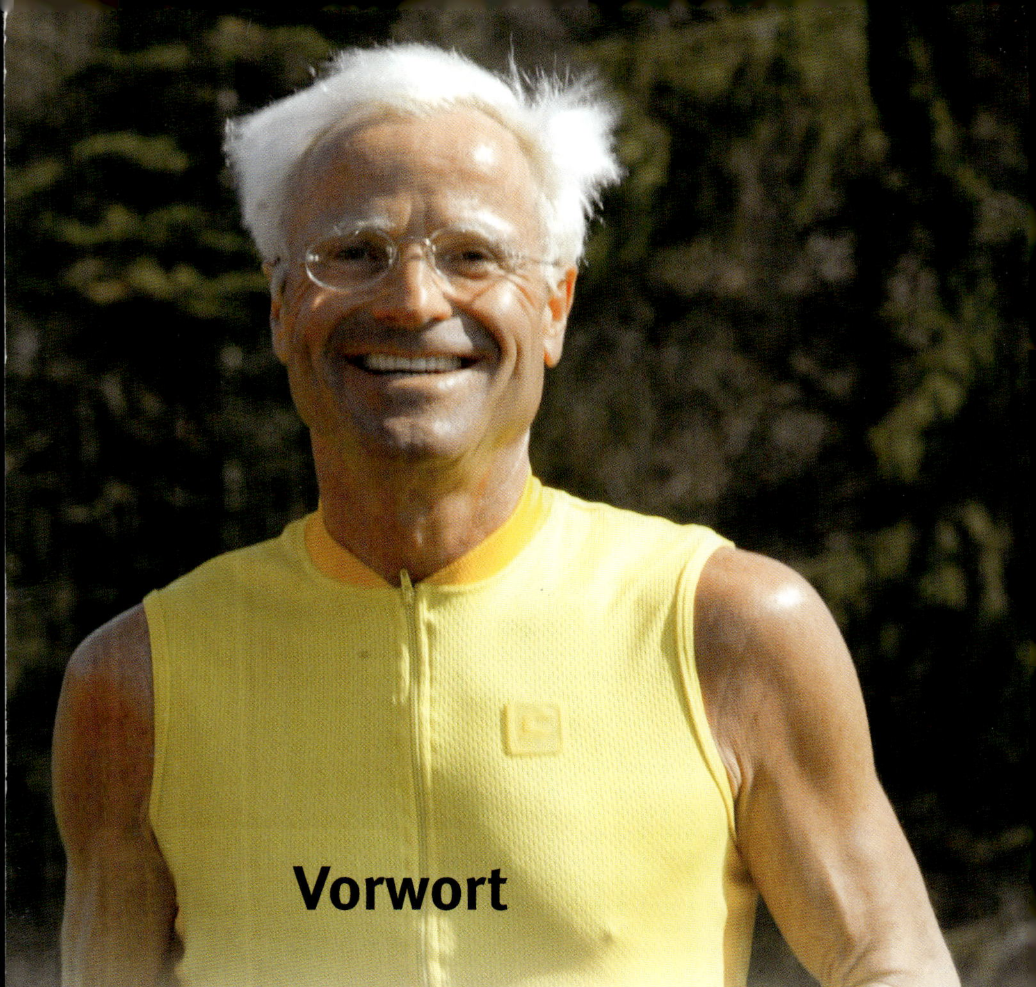

Vorwort

Diätbücher gibt's genug. Vollmundig preisen sie allesamt den leichten Weg in ein schlankes Leben. Tja. Weshalb nimmt Deutschland dann aber Jahr für Jahr kräftig zu? Können wir nicht lesen? Oder geht es vielleicht ums TUN? Darum haben wir's mal ausprobiert, die Diät-Idee im harten Alltag.

Wir wollen abnehmen – sicher, wer will das nicht? Aber mit Genuss abnehmen. Klägliches Hungern kommt für uns als hart arbeitende Menschen nicht in Frage. Und das Wichtigste: Wir wollen dann auch noch in Zukunft schlank bleiben. Für immer. Ob das geht? Wir haben es getestet. Die Idee für dieses Buch ist schlicht:

Man nehme
- einen Diät-Bestseller als Gebrauchsanleitung,
- einen Sternekoch, des Geschmackes wegen,
- liebe Menschen, die etwas ändern wollen, und los geht's. Vier Wochen lang. Exakt nach Plan.

Das Resultat waren
- 6 bis 10,5 Kilo weniger,
- unerwarteter Gewinn an Lebensfreude,
- und das Schönste: es geht von alleine weiter mit dem Fettabbau.

Für Sie kam dieses Büchlein, die Forever-young-Sterne-Diät, heraus: Nix Theorie, sondern reine Praxis. Bis hin zur Einkaufsliste. Zum Wochenplan. Anleitung Tag für Tag. Vier Wochen lang.

Man nimmt also vier Menschen und einen Sternekoch zum Anfassen: Michael Beck. Und erhält Diät-Rezepte für alle, auch für Sie: bodenständig, praktisch, gesund, leicht zuzubereiten, lecker – und viele Tipps aus dem Erfahrungsschatz von Menschen, die es bereits getan haben. Vier Menschen, die es geschafft haben. Ganz normale Menschen, mit täglichen Höhen und Tiefen. Die Erfolg hatten und etwas Unglaubliches gelernt haben: Glück und Lebensenergie kriegt man hier geschenkt – ganz nebenbei.

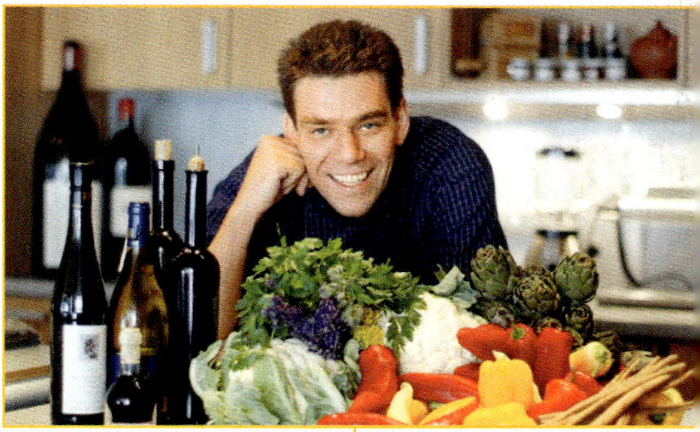

Sternekoch zum Anfassen: Michael Beck

Ich wünsche Ihnen viel Erfolg – und guten Appetit

U. Strunz

Petra Theisen

Gehören Sie auch zu denen, die schon fast alle Diäten ausprobiert haben, die in Diäten schon mehr als in eine Altersvorsorge investiert haben? Trotzdem zeigt Ihre Waage immer noch nicht das Wunschgewicht, sondern vielleicht sogar noch ein paar Kilo mehr? Dann gehören Sie zu den Millionen, an denen die Diätindustrie jedes Jahr Milliarden verdient.

Schluss damit, hat sich »service:trends«, das Clever-TV vom hessen fernsehen, gesagt. Wir wollten wissen, mit welcher Diät kann man wirklich Pfunde verlieren, und das bitte ohne Jojo-Effekt? Gibt es überhaupt eine solche Diät?

Auch wenn Sie schon fast den Glauben daran verloren haben, ja, es gibt sie! Sie halten sie sozusagen in der Hand, die Forever-young-Sterne-Diät. Die erste Diät, die ein Sternekoch und ein Arzt kreiert haben. Eine Diät, die also gesund und lecker ist. Glauben Sie mir, auch wir waren zunächst skeptisch! Deshalb hat die Redaktion vier hessische Kandidaten die Sternediät testen lassen. Das Ergebnis: Alle haben enorm viel abgespeckt und, ganz wichtig, ihr Gewicht gehalten.

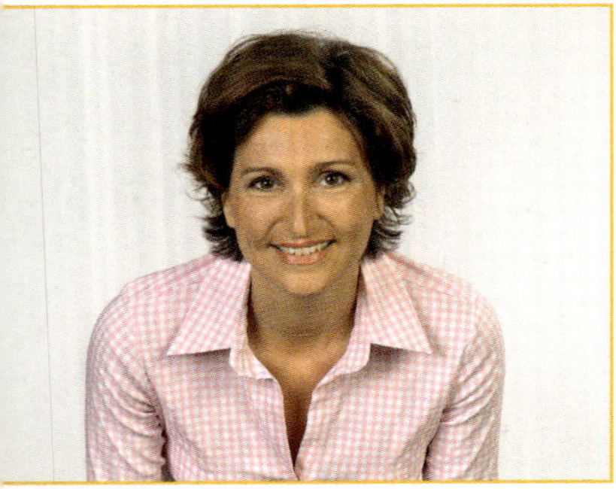

Das Tolle an der Sternediät ist, dass es eine Diät ist, die sich auf unseren Körper einstellt, und dafür ist dieser wahnsinnig dankbar. Das lässt nämlich nicht nur die Pfunde schmelzen, nein, es bringt auch ein neues Lebensgefühl. Alle unsere Kandidaten fühlten sich nach der Sternediät nämlich nicht nur leicht und fit, sondern auch enorm glücklich.

Ich bin mir sicher, auch Sie schaffen es!

Petra Theisen

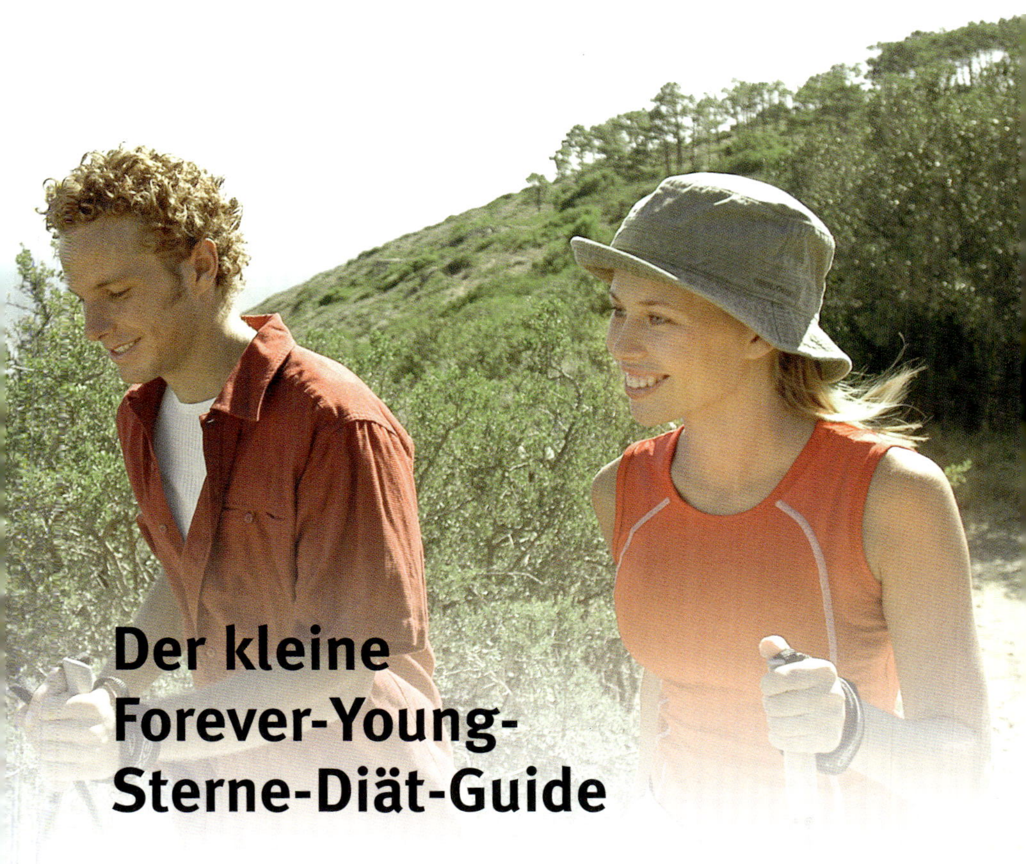

Der kleine Forever-Young-Sterne-Diät-Guide

In vier Wochen 5, 10, 15 Kilogramm abnehmen? Und das ohne Hungern? Ohne Jojo-Effekt? Glauben Sie nicht? Doch, das ist möglich. Das haben in der Vergangenheit viele meiner Patienten bewiesen. Mit der richtigen Bewegung beim richtigen Puls – und dem richtigen Ernährungsprogramm.

Achtung, fertig, los … Erst ein bisschen Information, dann können Sie loslegen.

Was haben unsere vier Diät-Kandidaten (siehe S. 18) gemacht? Das tun auch Sie:

- Die ersten zehn Tage stand Vital Fatburning auf dem Programm. »Vital Fatburning« heißt die Methode, mit der Sie Ihren Körper in eine Fettverbrennungsmaschine verwandeln. Auf dem Speiseplan stehen: Vier Eiweiß-Shakes –

von unserem Sterne-Koch Michael Beck zu kleinen Gaumenwundern gemixt. Dazu eine Beck'sche Gemüsesuppe. Und drei Liter Wasser. Anleitung und Rezepte finden Sie ab Seite 31.

Das Prinzip: Ein Pfund bis ein Kilo können Sie jeden Tag verlieren, wenn Sie Ihre körpereigene Fettverbrennung anregen: mit Bewegung, Eiweiß und Vitalstoffen. Nur weil diese drei Dinge fehlen, leidet heute jeder Zweite unter Übergewicht.

- Ab dem elften Tag führen wir die Vitaltage ein. Bedeutet: Es gibt einmal am Tag etwas Warmes zu Essen. Ein Rezept, verfeinert von Michael Beck, finden Sie an dem entsprechenden Tag. Sie können diese Mahlzeit mittags oder abends einnehmen – einfach wann Sie Lust haben. Der

Warum ein Eiweiß-Shake plus Carnitin die Fettverbrennung ankurbelt

Durch die spezifisch dynamische Wirkung: Um Eiweiß in wertvolle Körpersubstanz (Muskeln, Hormone, Immunsystem, Blut etc.) umzubauen, schießt der Körper Energie zu. Er bedient sich dafür aus den Fettdepots. Während Sie Eiweiß essen, schmelzen Fettdepots weg. Wissenschaftler haben festgestellt: Eiweiß bremst den Hunger. Sie nehmen also ab, ohne zu darben. Und solange Sie Ihrem Körper Eiweiß schenken, nagt er nicht seine Muskeln an – Sie verlieren nicht Ihre wertvollen Fettverbrennungsöfchen.

Gut ist, wenn Ihr Eiweißpulver auch Carnitin enthält. Eine außerordentlich wertvolle Substanz, welche die Fettmoleküle direkt in die Zell-Kraftwerke zur Verbrennung transportiert. Ohne Carnitin ist Abnehmen nicht möglich. Carnitin ist der für die Fettverbrennung entscheidende Stoff im Körper. Wenn Sie täglich zusätzlich 3 Gramm Carnitin über den Tag verteilt aufnehmen (geht ideal über ein gutes Eiweißpulver), steigern Sie die Fettverbrennung um 37 Prozent. Haben die Forscher der Leipziger Universität gemessen, nämlich so: Studien-Teilnehmer essen markierte Fettmoleküle. Sobald die markierten Atome als Verbrennungsrest wieder im Atem auftauchen, heißt das: Es wurden Fettmoleküle im Körper verbrannt.

nächste Tag steht dann wieder unter dem Motto: Fettverbrennung. Mit Eiweiß-Shakes, Obst und Gemüse. So wechseln sich dann die restlichen zweieinhalb Wochen Vitaltag und Fettverbrennungstag ab.

Bitte Bewegen

Im Sessel geht gar nichts – jedenfalls bei 95 Prozent der Menschen. Es gibt keine Diät, die Ihnen langfristig beim Abnehmen hilft. Im Gegenteil: Wenn Sie hungern, greift der Körper die Muskeln an, verzehrt das einzige Organ, das in nennenswertem Maße Fett verbrennt. Doch das können Sie verhindern: durch Bewegung beim optimalen Fettverbrennungspuls. Es genügt schon, wenn Sie täglich 30 Minuten laufen oder mit Nordic-Walkingstöcken walken oder auf dem Trampolin trainieren – mit Ihrem individuellen Wohlfühlpuls, der Sie auch Stunden laufen, walken, hüpfen lassen würde. Lesen Sie mehr ab Seite 20. Im Sterne-Diät-Bewegungs-Guide.

Täglich 30 Minuten laufen genügt: mit Ihrem individuellen Wohlfühlpuls

Unbedingt Eiweiß satt

Jede gute Schlank-Ernährung (das Wort Diät wollen wir lieber vermeiden, Diät heißt Lebensstil) basiert auf Eiweiß. Weshalb? Ganz einfach: Eiweiß macht schon in kleinen Mengen satt – und wird niemals als Fett abgelagert, so wie Fett selbst und Kohlenhydrate in größeren Mengen. Bitte, bitte! … Eiweiß ist nicht fettes Fleisch, ist nicht Wurst und dergleichen Unsägliches, sondern etwas Reines, Unschuldiges, wie Hähnchenbrust, wie zarter Fisch oder fettarmer Quark. Oder in ganz reiner Form, also ideal für unseren Schnell-Fett-Verbrennungs-Lebensstil: Reines cremiges Vanille-Eiweißpulver. Sie shaken sich täglich Eiweiß-Drinks. Eiweiß hält den Insulinspiegel flach. Dadurch ist man selten unterzuckert, hat weniger Hungerattacken. Man leidet weniger unter Stimmungsschwankungen, weil Nervenbotenstoffe und Glückshormone gebaut werden. Und Eiweiß wirkt antikatabol: Es verhindert, dass der Körper Muskelmasse abbaut. Sorgt in Kombination mit Bewegung sogar dafür, dass er

Muskelmasse aufbaut. Und Eiweiß sorgt dafür, dass Fett aus den Zellen abgesaugt und verbrannt wird. Und hält lange satt. Und Sie werden sehen, die Drinks schmecken herrlich. Übrigens: Die Eiweiß-Shakes kann man vorbereiten und überall mit hin mitnehmen.

Natürlich: Obst plus Gemüse

Auch wichtig: Vitalstoffe, die uns Obst und Gemüse liefern. Wir hätten alle eine höhere Fettstoffwechselrate, wären noch genügend Vitalstoffe in den Lebensmitteln. Beim Stichwort Jod, also Schilddrüse, ist das jedem klar. Aber auch Vitamin C kurbelt die Fettverbrennung an, dazu Vitamin B6, Magnesium, Chrom, Selen: Sie alle wirken sich positiv auf den Energiehaushalt aus. An Obst und Gemüse dürfen Sie sich satt essen – auch zwischendurch, wenn der kleine Appetit kommt. Verwenden Sie Früchte der Saison – und setzen Sie auch auf Zitrusfrüchte und Exoten.

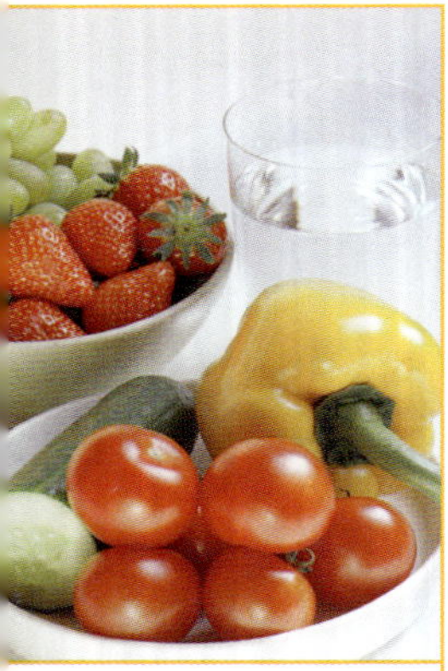

Obst und Gemüse liefern wichtige Vitalstoffe.

Gut Vorbereiten

Kaufen Sie sich ein paar gute Laufschuhe, eine Puls-Uhr, eventuell Nordic-Walking-Stöcke, Eiweißpulver (ideal: plus Carnitin), einen Mixer und Vitalstoff-Präparate. Und sprechen Sie vorsichtshalber mit Ihrem Arzt, ob Sie lauf- und diät-tauglich sind.

Rechtzeitig Einkaufen

Eine Einkaufsliste für 4 Wochen mit der Sterne-Diät-Grundausstattung finden Sie auf Seite 27. Vor jeder Sterne-Diät-Woche finden Sie eine weitere Liste für die Woche.

Extra: Der Wochenplan

Auf Seite 28 finden Sie einen Wochenplan, den Sie kopieren können. Dort tragen Sie ein, was Sie wann erledigen wollen, wann laufen, wann ins Fitnessstudio. Wann einkaufen, wann Gemüsesuppe kochen. So planen Sie das Ganze unkomplizierter. Und nehmen Ihre Diät wörtlich.

Viel trinken!

Jeden Tag drei Liter Mineralwasser. Am besten alle halbe Stunde ein Glas. Tun Sie das wirklich, denn das spült Gifte aus dem Körper und mit ihnen verschwindet überflüssiges eingelagertes Wasser. Auch verschiedene ungesüßte Tees und Gemüsesäfte sind erlaubt. Auf Alkohol sollten Sie verzichten. Ab und zu dürfen Sie ruhig auch eine Tasse Kaffee genießen.

Extraportion Vitalstoffe

Wählen Sie ein gutes Multi-Vitamin/Mineralien-Präparat. Da gibt es nicht viele! Sie erkennen die guten nicht an den Worten, sondern an den hoffentlich hohen Zahlen, den hohen Dosen auf der Verpackung. Das schiebt den Fettstoffwechsel an, füllt leere Vorräte auf, beugt Mangel vor.

Diese Hürden nehmen Sie im Flug

Jeder, der es anpackt, hat auch den guten Vorsatz: ich will es schaffen, ich will schlank werden und nie wieder dick sein. Geht auch. Sie schaffen das – jeder kann es schaffen. Man muss es nur wollen. Und dann ist es plötzlich ganz leicht. Diese Hürden nehmen Sie im Flug:

- *Süßes & Knabbereien:* Liefern im Doppelpack Kohlenhydrate und Fett. Der Zucker (oder Stärke, wie in Knabbereien) lockt Insulin, das Blutzuckerhormon, das Fett gleich mal in die Depots schickt und dort einsperrt. Die Kombination schlägt also doppelt an. Einfache Lösung: Chips, Schokolade und Plätzchen aus der Wohnung verbannen. Dafür gibt's die nächsten vier Wochen Gemüsestreifen und Obst.
- *Zeitmangel:* Einkaufen gehen? Keine Zeit. Bewegen? Keine Zeit. Doch, haben Sie. Überlegen Sie einfach mal, was Ihnen wichtig ist. Sie sind sich wichtig. Ihr Ziel »Abnehmen«

Keine Zeit zum Einkaufen? Entlarven Sie Alltags-Zeitfresser!

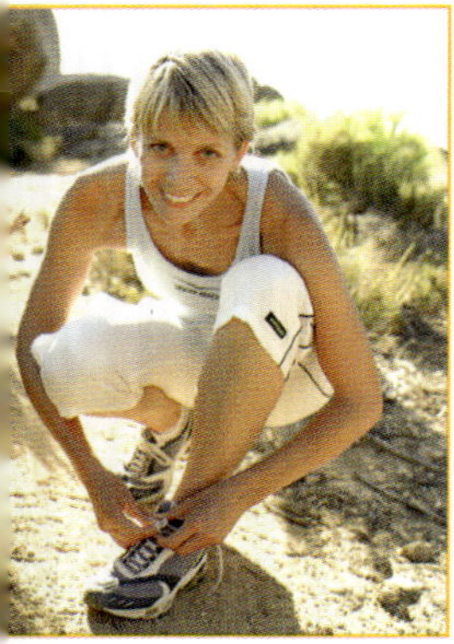

ist wichtig. Setzen Sie sich gleich mal hin und überlegen Sie, welche Alltags-Zeitfresser künftig dem Einkauf beim Gemüsemann oder Ihrem Bewegungsprogramm weichen: Die Vorabendserie im TV? Das Telefonat mit der Schwiegermutter? Die halbe Stunde morgens, die Sie im Bett verdösen, obwohl Sie eigentlich schon fit sind …

- *Diät-Frust:* Gibt's nicht. Müssen Sie nicht fürchten. Freuen Sie sich lieber auf Ihr neues, leichteres, fröhlicheres Leben. Sie werden nämlich jeden Tag mit etwas mehr Schwung, besserer Laune und unbeschwerter durchs Leben gehen. Wenn Sie sich bewegen, belebender Sauerstoff durch den Körper strömt, brauchen Sie auch die Schokolade nicht mehr. Freuen Sie sich darauf, dass Sie schon bald in ein paar Konfektionsgrößen weniger passen.
- *Start-Probleme:* Überlegen Sie erst, wann für Sie der richtige Zeitpunkt ist, um mit der Diät zu starten. Ungünstig für den Startschuss sind z.B. berufliche Stressphasen oder Feiertage wie etwa Weihnachten mit vielen Schlemmereien. Warten Sie besser noch ein paar Tage, bis es ruhiger wird – und starten Sie ganz entspannt am Wochenende. Das macht es Ihrem Körper leichter, die Umstellung erfolgreich zu verkraften. **Tipp:** Frauen sollten eine Diät übrigens besser in der ersten Zyklushälfte beginnen. Denn in der zweiten Hälfte leiden viele unter unkontrollierbaren Heißhungerattacken und starken Stimmungsschwankungen. Und Mondgläubige starten am besten, wenn der Mond abnimmt.

Günstiger Zeitpunkt, um die Diät zu beginnen: abnehmender Mond

- *Motivations-Löcher:* Erzählen Sie es jedem, dass Sie eine Diät machen. Dass Sie sich ab heute bewegen und schlank werden. Sie werden sehen, Ihre Freunde und Familie werden Sie bei Ihrem Vorsatz unterstützen und Ihnen in schwachen Momenten zur Seite stehen und helfen durchzuhalten. Und den Skeptikern werden Sie es zeigen, denn die haben Ihren Kampfgeist bestimmt unterschätzt.
- *Waagen-Kummer:* Den haben Sie nur mit der alten Haushaltswaage. Legen Sie sich eine Körperfettwaage zu. Denn

ab jetzt ist nicht nur entscheidend, wie viele Pfunde Sie verlieren, sondern vor allem, wie viel Fett Sie abbauen und wie viel Muskeln Sie aufbauen. Solche Körperfettwaagen gibt es ab ca. 80 Euro. **Übrigens:** Nicht verzweifeln – Muskeln sind schwerer als Fett. Wenn Sie also Fett abbauen und dabei Muskeln aufbauen, kann es passieren, dass Sie an manchen Tagen auf den ersten Blick zu- statt abnehmen.

... und das hilft Ihnen beim Fliegen

- *Suchen Sie sich Verbündete.* Gemeinsam geht es leichter – egal ob mit Mutter, Ehepartner oder Freundin. So halten Sie Ihre Sport-Termine auch wirklich ein. Und Sie können sich austauschen, wenn Fragen oder Probleme auftauchen. Zu zweit kann eine Diät richtig Spaß machen.
- *Schreiben Sie Tagebuch!* Sie sollten an jedem Tag kurz aufschreiben, wie Sie sich fühlen, wie viel Sie bereits abgenommen haben und wie lange Sie sich bewegt haben. Am besten in den Forever-young-fitness-Kalender 2005. Sie werden sehen – wenn Sie nach ein oder zwei Wochen darin blättern, können Sie Ihre Erfolge schwarz auf weiß sehen und das spornt enorm zum Weitermachen an.
- *Belohnen Sie sich für Erfolge.* Die ersten fünf Kilo, eine Woche Sport durchgehalten – belohnen Sie sich für das, was Ihnen besonders schwer gefallen ist. Etwa mit einem Kinobesuch, einer neuen Krawatte oder Handtasche oder einem Friseurbesuch. Das tut Ihrer Seele und Ihrem Ego gut.
- *Richtig ausrüsten.* Legen Sie sich schon für den ersten Tag alles zurecht, was Sie für die Sternediät benötigen. Also z.B. geeignete Sportschuhe und -bekleidung, genügend Eiweißpulver und alle Zutaten für die Woche.

Ob mit Mutter, Ehepartner oder Freundin – gemeinsam geht es leichter.

Vier, die es in vier Wochen geschafft haben!

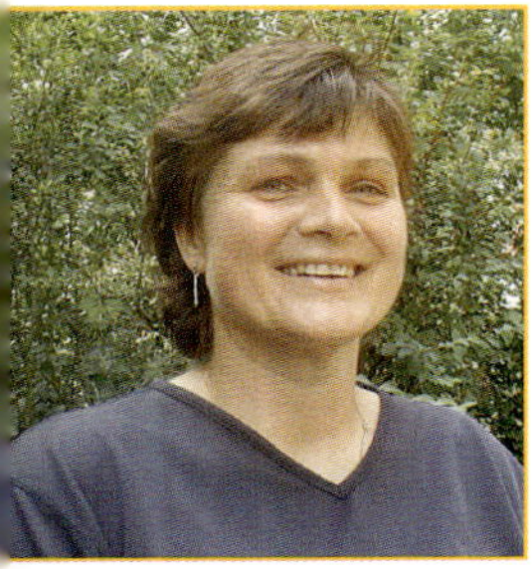

GUDRUN RINDFLEISCH, 42 JAHRE

10,1 Kilo in vier Wochen

Die Hausfrau und Mutter von vier Kindern kämpft seit der Geburt ihrer Zwillinge mit überflüssigen Pfunden. Sie hat fast alles an Diäten ausprobiert, was sie in die Finger kriegen konnte. Doch der Jojo-Effekt macht immer wieder alles zunichte.

Mit 43 Jahren noch eine Diät? Sport mit vier Kindern und einem großen Haushalt? Unmöglich – oder? Nein! Gudrun Rindfleisch hat es geschafft und ist jetzt nicht nur schlank, sondern auch stolz und glücklich.

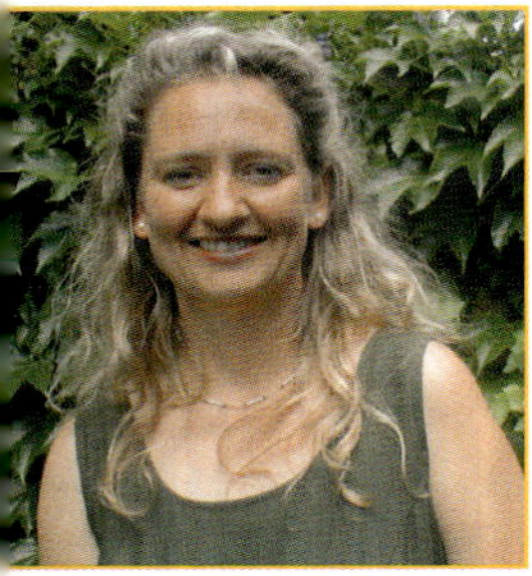

ANDREA RAUSCHENBACH, 38 JAHRE

7 Kilo in vier Wochen

Schon immer naschte sie gerne. Dazu kommt: bei zwei Kindern bleibt immer etwas zu essen übrig und das ist zu schade zum Wegwerfen.

Und Andrea Rauschenbach hatte vor lauter Familie keine Zeit, auch mal an sich zu denken. Mit der Sternediät wurde das anders. Andrea passt jetzt wieder in Kleidergröße 40 – vor der Diät trug sie Kleidergröße 44.

Andreas Rauschenbach, 39 Jahre
10,5 Kilo in vier Wochen

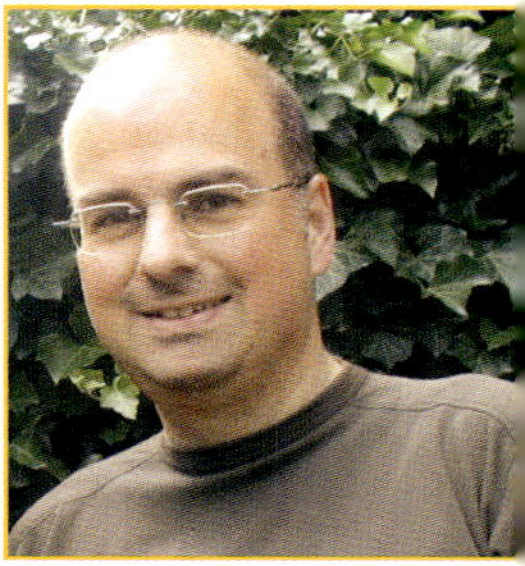

Stress im Job, lange Bürotage, keine Zeit für eine gesunde Mahlzeit. Nach seiner Arbeit war Andreas Rauschenbach einfach zu müde für ein aufwändiges Sportprogramm. Das Ergebnis: ein stattliches Wohlstandsbäuchlein, das nicht nur träge macht, sondern auch schlechte Laune.

Ihm war klar: Jetzt muss sich was ändern. Heute kann er sich ein Leben ohne Sport gar nicht mehr vorstellen.

Hildegard Ostertag, 55 Jahre
5,9 Kilo in vier Wochen

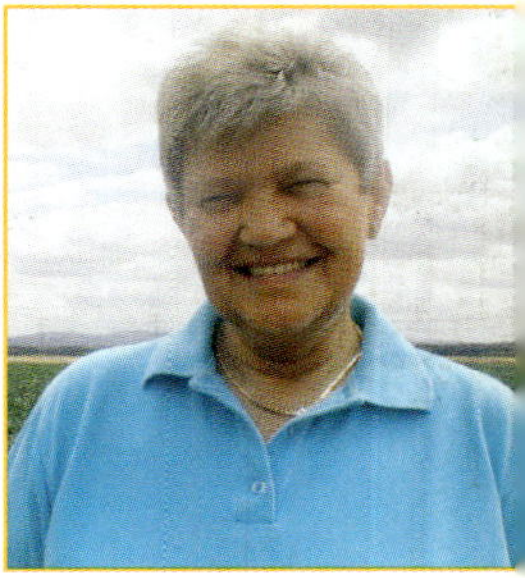

Vor vier Jahren hat Hildegard Ostertag das Rauchen aufgegeben und prompt 15 Kilo zugenommen. Viele Diäten hat sie seither ausprobiert – doch wie bei einem Jo-Jo ging es mit dem Gewicht runter und gleich wieder rauf. Ob man in ihrem Alter noch erfolgreich abnehmen kann? Hildegard Ostertag war skeptisch. Denn gerade im Alter ist Abnehmen sehr schwer. Hildegard Ostertag hat es also von allen am schwersten gehabt und dennoch fast 6 Kilo verloren.

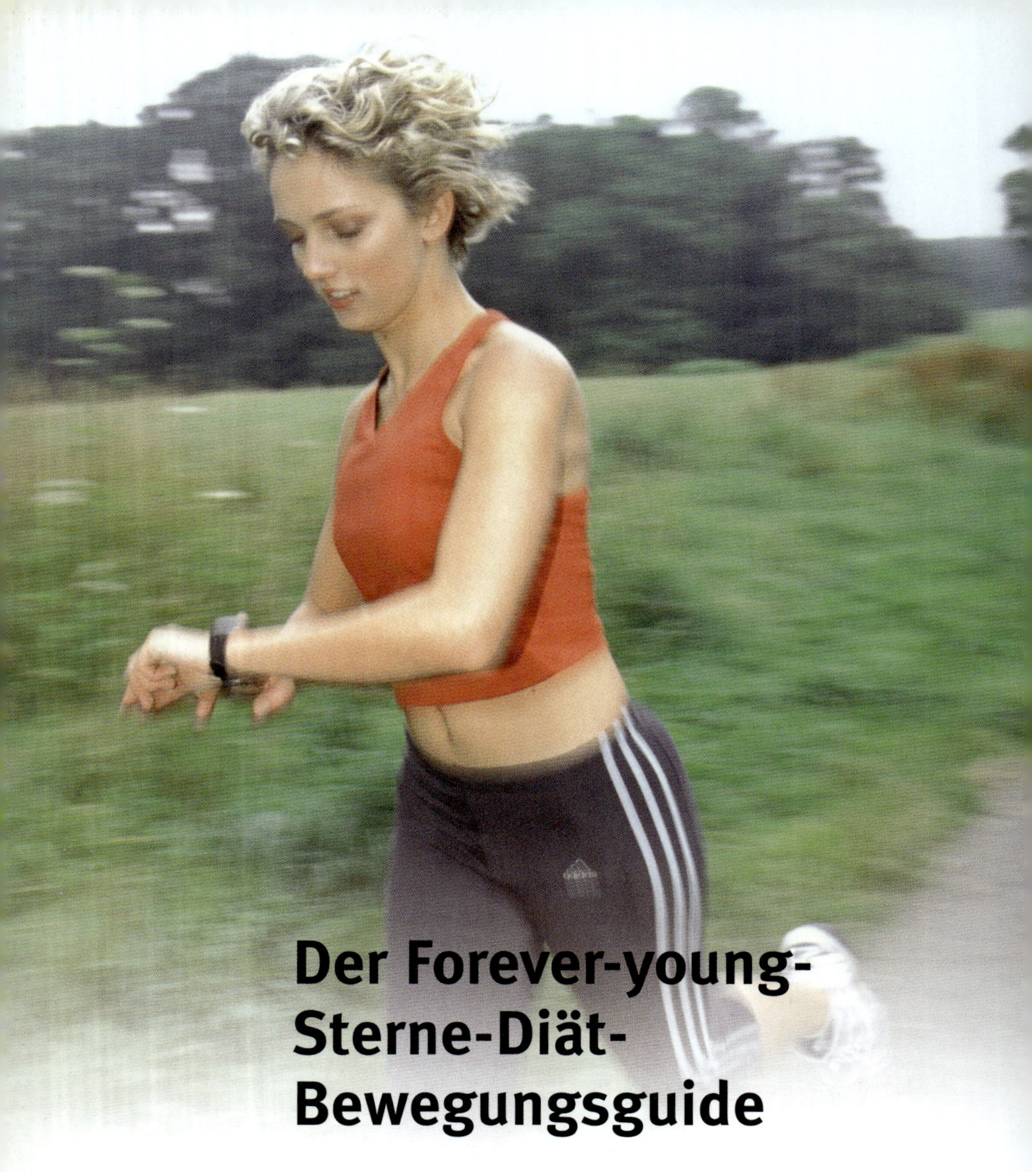

Der Forever-young-Sterne-Diät-Bewegungsguide

»Lieber Herr Doktor«, meinte die Dame, meine Patientin, versonnen, »ich hab was entdeckt: ich kann essen, was ich mag, ich nehme einfach nicht ab!« Ein Satz von philosophischer Tiefe. Der auf den Punkt bringt, warum übliche Diäten nicht funktionieren. Diät heißt nämlich nicht Essen. Diät ist altgriechisch und heißt Lebensstil, oder neudeutsch: Lifestyle.

Sie nehmen nicht durch Essen ab, sondern durch einen bestimmten Lebensstil, der da heißt: Beweg Dich. Das war's.

Wenn Sie das täten und ein bisschen geduldiger wären, als Sie es sind, dann würden Sie, der jetzt bewegte Mensch, ganz von allein anders, nämlich schlanker, essen.

Nur weil es Ihnen an Geduld fehlt, was ich natürlich gut verstehe, zeige ich Ihnen zu der entscheidenden Bewegungsanleitung auch ein Ernährungsprogramm. Ein hochraffiniertes übrigens, das sich auf neueste amerikanische Erkenntnisse der Universität Harvard stützt.

Dieses Ernährungsprogramm beschleunigt Ihre Fettverbrennung, die Sie durch Bewegung aktiviert haben, noch einmal ungemein. Wir helfen Ihnen also gleich doppelt.

Diät beginnt mit Bewegung. Wählen Sie Walking, Trampolinspringen oder Laufen als intelligente Bewegungsformen.

Also: Diät, der neue Lebensstil, beginnt mit Bewegung. Nun ist es nicht jedermanns Sache, gleich mit einem Marathon zu beginnen – schon gar nicht bei Übergewicht. Also schlagen wir intelligente Bewegungsformen vor, die auf Ihren jetzigen, vielleicht etwas traurigen körperlichen Zustand Rücksicht nehmen.

Es handelt sich dabei um:

1. **Nordic-Walking**
2. **Trampolinspringen**
3. **Laufen**

Diät ist Bewegung

Es ist egal, ob Sie einfach langsam, locker, lächelnd joggen oder mit Nordic-Walking-Stöcken walken oder Trampolinhüpfen, alles macht Sie zur Fettverbrennungsmaschine. Das Aktiv-Programm ist so gestaltet, dass Sie in 4 Wochen maximale Erfolge erzielen. Ganz egal, ob Sie noch ein Stubenhocker oder schon ein gestandener Walker oder Läufer sind. Sie finden den kürzesten Weg in ein bewegteres Leben, zur schlanken Linie und zum Glück.

Damit jeder möglichst effektiv Fette verbrennt, sich jeder richtig belastet und sich keiner überlastet, besteht das Aktiv-

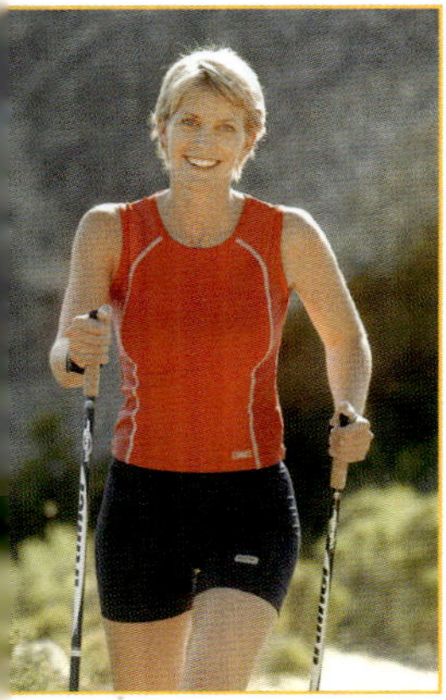

Programm aus drei unterschiedlichen Ausdauer-Programmen. Dem Genuss-Programm, dem Wohlfühl-Programm und dem Mehrwert-Programm. Mit den unterschiedlichen Programmen kann jeder, egal wie alt, wie dick oder wie sportlich er ist, ohne Überlastungen oder Überanstrengungen Fitness tanken und Fett wegschmelzen.

Wie sollte man sich bewegen?

Bewegung verhindert, dass der Grundumsatz sinkt. Sie kurbelt den Stoffwechsel sogar an. Zum Vitalprogramm gehört also auch, mindestens 30 Minuten aktiv Fett zu verbrennen. Am besten geeignet: Nordic Walking, leichte Joggingläufe, Trampolin-Training. Die Anleitung finden Sie ab Seite 117. Grundsätzlich sollte die Bewegung bei niedriger Intensität, gleichmäßig, nonstop und ausdauernd sein. Die gute Nachricht: Bewegung ist der Schlüsselreiz für die Bildung fettverbrennender Enzyme, die auch nach dem Walken, rund um die Uhr, die Fettdepots leeren. Sobald Sie regelmäßig hüpfen, walken oder laufen, produziert der Körper mehr fettverbrennende Enzyme und stattet die Muskeln mit mehr Blutgefäßen aus. Mehr Sauerstoff durchflutet den Körper, was wiederum die Fettverbrennung fördert. Bewegung baut Stresshormone ab, stärkt das Immunsystem, fördert die Kreativität. Für eine Tablette mit dieser Wirkung würden Sie ein Vermögen zahlen.

Die drei effektivsten Ausdauersportarten, die Sie immer und überall durchführen können, sind Laufen, Nordic Walking oder Trampolinspringen.

Laufen, Nordic Walking und Trampolinspringen sind die effektivsten Ausdauersportarten.

- *Laufen:* Täglich eine halbe Stunde mit dem richtigen Puls langsam, locker, lächelnd zu laufen kurbelt die Fettverbrennung an. Laufen ist die optimale Sportart zum Abnehmen – wenn man keine Gelenkprobleme hat und nicht arg übergewichtig ist. 70 Prozent der Muskulatur arbeiten als Fettverbrennungsöfchen. Hängen Sie an die Laufrunde Dehnungsübungen an.
- *Nordic Walking* ist eine neue Lauftrendsportart aus Finnland. Walken wird mit Stöcken kombiniert. Diese Sportart

ist nicht nur sehr effektiv, sie schont auch die Gelenke und ist deshalb für stark Übergewichtige ideal. Zum einen fördert Nordic Walking die Kondition, zum anderen kurbelt der Einsatz der Stöcke den Kalorienverbrauch stark an. Und zwar im Vergleich zum Walken ohne Stöcke um über 40 Prozent. Das heißt: Nach einer Stunde Nordic Walking haben Sie über 400 Kalorien verbraucht, nach einer Stunde Walken dagegen nur 280 Kalorien. Außerdem löst Nordic Walking Muskelverspannungen im Nacken und Schulterbereich und stärkt die Rückenmuskulatur. Verglichen mit Laufen entlastet Nordic Walking den gesamten Bewegungsapparat um bis zu 30 Prozent. Ist also besonders gut für Personen mit Knie- und Rückenproblemen geeignet.

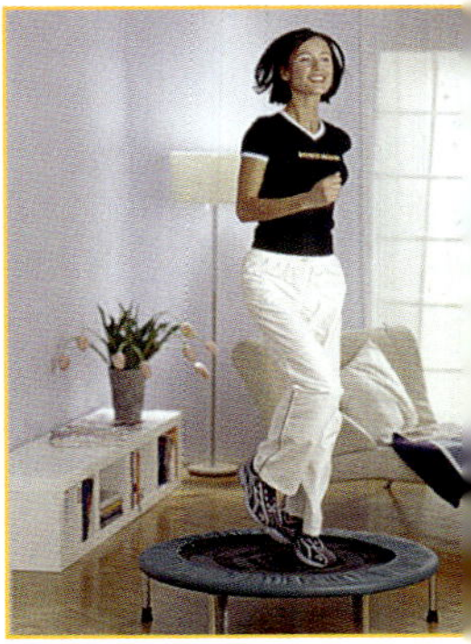

- *Trampolinspringen:* Die Überwindung der Gravitationskräfte beim Schwingen und Hüpfen auf der Matte trainiert jeden Muskel von Kopf bis Fuß. Und zwar macht man auf der Matte gleichzeitig Ausdauer- und Krafttraining. Ideal für Übergewichtige, weil die elastische Matte die Gelenke schont. Auch hier wird die Fettverbrennung kräftig angekurbelt, wenn man mit dem richtigen Puls trainiert. Achtung: Ein gutes Trampolin kostet ab 150 Euro. Billiger geht auf Kosten der Elastizität und schadet oft mehr, als es hilft.

Mit welchem Puls sollte man sich bewegen?

Der Puls ist das Entscheidende, wenn Sie Ihre überflüssigen Pfunde möglichst schnell abschütteln wollen. Alles dreht sich um den optimalen Puls. Es geht nicht darum, wie schnell Sie laufen oder walken oder welche Strecke Sie in einer bestimmten Zeit zurücklegen. Es geht nur darum, dass Sie sich eine halbe Stunde beim richtigen Puls bewegen. Richtig bewegen. Das heißt möglichst viele Muskeln arbeiten lassen. Ob Sie dabei ganz langsam traben, auf der Stelle hüpfen oder Purzelbäume schlagen ist egal. Entscheidend ist: viel Muskelmasse beim richtigen Puls über eine halbe Stunde. Nur bei Purzelbäumen wird Ihnen schwindlig.

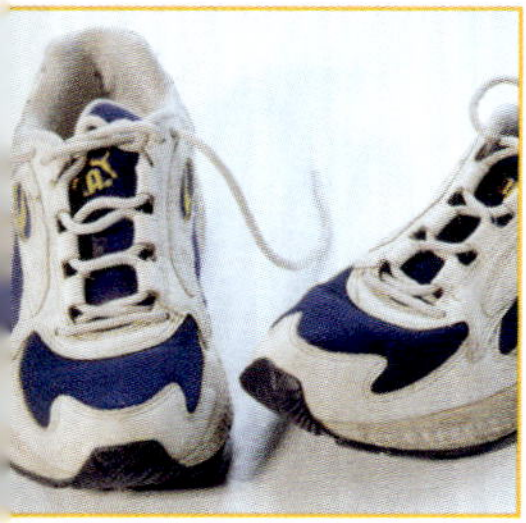

Bitte nicht loslaufen, wenn … Wenn Sie schon lange keinen Sport mehr gemacht haben, können Sie gar nicht laufen. Denn ohne Kondition schießt der Puls schnell gefährlich in die Höhe. Und wer zu schnell, mit zu hohem Puls läuft, bei dem geht den Muskeln der Sauerstoff aus. Ohne Sauerstoff schaltet der Muskel um auf den falschen Energietank. Er verbrennt ausschließlich Zucker. Die Fette lässt er links liegen. Ihr Hüftgold und Ihr mittlerer Ring bleiben unangetastet. Außerdem wird, wenn der Puls einen bestimmten Wert überschreitet, der Körper vom Leistungskiller Milchsäure überflutet. Milchsäure greift Ihren Körper an und lässt den Stresshormonspiegel in die Höhe schnellen. Anstatt Kraft zu tanken, verpulvern Sie Ihre Energie und schaden dem Körper mehr, als Sie ihm nutzen.

Den Puls, bei dem der Körper von Fett- auf Zuckerverbrennung umschaltet, bei dem mehr Milchsäure produziert als abgebaut wird, nennt man Grenzpuls. An diesen dürfen Sie sich von unten herantasten. Sie sollten ihn jedoch niemals überschreiten.

Der optimale Fettverbrennungspuls liegt nicht wie man Ihnen immer versucht zu erzählen bei 130, sondern knapp unterhalb des Grenzpulses. Im dritten Gang. Im Mehrwert-Pulsbereich. Das ist Ihr Ziel, dort kommen Sie im Laufe unseres Trainings hin.

Wie Sie Ihren ganz persönlichen Forever-Young-Bewegungsplan zusammenstellen, steht auf S. 117.

Wann sollte man sich bewegen?

Starten Sie walkend oder laufend oder hüpfend mit dem Ausdauerprogramm in den Tag. Steigen Sie aus dem Bett direkt in Ihre Laufschuhe, trinken Sie noch ein Glas Wasser und dann geht's raus in die Natur … Streifen Sie sich bewegend die Müdigkeit ab, ordnen Sie die Gedanken und tanken Sie Energie und gute Laune für den ganzen Tag …

Bewegung auf nüchternen Magen am Morgen ist besonders wertvoll für die schlanke Linie. Denn schwimmt noch wenig Zucker im Blut, dann bedient sich der Körper umso mehr aus den Fettdepots. Der Fettstoffwechsel läuft auf Hochtouren.

Außerdem schiebt sich zwischen die Bettwärme und Ihre morgendliche Sauerstoffdusche kein Termin.

Und wie oft?

Bitte vergessen Sie merkwürdige Ratschläge wie »zwei Mal die Woche«. Nein, nein. Der Mensch bewegt sich, soll sich bewegen, genau an den Wochentagen, an welchen er auch isst. Also täglich. Täglich 30 Minuten. Das ist die Basis. Genügt oft. Sind Sie Typ A, ungeduldig und Leserbriefschreiber, dann dürfen das auch zweimal 30 Minuten werden. Früh und abends.

Nicht vergessen

Vor und nach dem Training sollten Sie eine Dehnrunde einlegen. Muskeln wollen nicht nur gefordert, sondern auch gestreckt werden. Verwöhnt werden. Aaaah …!

Erfolge entstehen im Kopf

Nehmen Sie sich für das Aktiv-Programm Zeit. Planen Sie für jeden Tag genau im Voraus, wann Sie sich die Zeit für die Aktiv-Einheiten nehmen. Dann bringen Sie es auch wirklich in Ihrem Alltag unter und finden nicht so leicht irgendwelche Ausreden. Denn dabei sind die meisten von uns ja sehr erfinderisch.

Einmal ist 1000 Mal besser als keinmal – zweimal ist doppelt so gut.

Denn wenn Sie zweimal am Tag Ihre Muskeln arbeiten lassen und Ihren Stoffwechsel in die Höhe treiben, haben Ihre Fettspeicher nicht mehr die geringste Chance. Sie müssen vom Fett lassen.

Grenzpuls: Wer es genau wissen will …

… macht sich auf den Weg zu einem Sportmediziner.

In einer sportmedizinischen Praxis kann man sich über einen Laktattest oder eine Spiroergometrie den exakten Grenzpuls ermitteln lassen.

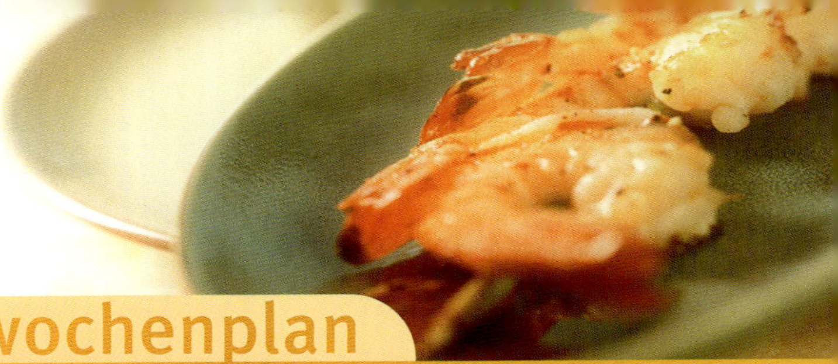

beispielwochenplan

🕒	Montag	Dienstag	Mittwoch	Donnerstag	Freitag	Samstag	Sonntag
	Vitaltag	Fettverbrennungstag	Vitaltag	Fettverbrennungstag	Vitaltag	Fettverbrennungstag	
7.00	Trinken!	Trinken!	Trinken!	Trinken!	Trinken!	Trinken!	
8.00			←– Laufen –→				
9.00	Pumpernickelbrot	Ahornsirupshake	Tomatenbrot mit Sesam	Zitronenmelisseshake	Birnenflockenmüsli		
10.00			←– Wechseldusche –→				
11.00	Obst + Gemüse richten zum Naschen	Trinken!	Obst + Gemüse richten zum Naschen	Trinken!	Trinken!		
12.00	Trinken!	Obst + Gemüse richten zum Naschen	Trinken!	Mangoldsuppe (TK)	Obst + Gemüse richten zum Naschen		
13.00	Sandornshake machen	Nektarinen-Eiweiß-Shake	Trauben-Eiweißshake	Apfel-Eiweiß-Shake	Brombeeren-Shake		
14.00	Trinken!	Trinken!	Trinken!	Trinken!	Trinken!		
15.00			←– Obst naschen und eine Tasse Kaffee –→				
16.00	Trinken!	Trinken!	Trinken!	Trinken!	Trinken!		
17.00							
18.00	Abendessen machen (Heilbutt)	Shakes fürs Abendessen machen	Garnelenpfanne mit Reis	Shakes machen	Broccoli-Hähnchen-Wok		
19.00	Trinken!	Trinken!	Trinken!	Trinken!	Trinken!		
20.00							
21.00							
22.00			←– Schlummershake –→				

Einkaufsliste für die Grundausrüstung

Diese Geräte brauchen Sie:
- einen Pürierstab oder Mixer
- einen Messbecher
- eine Küchenwaage

Für die vierwöchige Sternediät benötigen Sie folgende Produkte:

Aus der Apotheke:
- 750 g Eiweißkonzentrat, am besten mit L-Carnitin

Aus dem Supermarkt:
- 500 ml Olivenöl (extra nativ)
- 250 ml Rapsöl
- 100 ml Leinöl
- 250 ml Sonnenblumenöl
- 100 ml Erdnussöl
- 500 ml Sojasauce
- 250 ml Ahornsirup
- 500 ml Aceto Balsamico-Essig
- 1 Flasche Obstessig
- 1 Flasche Apfelessig
- 1 kleine Flasche Weißweinessig
- 1 Flasche roten Tabasco
- 1 Flasche grünen Tabasco
- 250 g Meersalz
- Cayennepfeffer
- Curry (mild)
- Schwarze Pfefferkörner (ganz)
- Weiße Pfefferkörner (ganz)
- Rote Pfefferkörner (ganz)
- 1 Päckchen gemahlenen Zimt
- 1 kleines Päckchen Fenchelpulver
- 1 kleines Päckchen Chili
- 1 kleines Päckchen Kümmel
- 1 kleines Päckchen Paprikapulver (edelsüß)
- 1 kleines Päckchen Muskatnüsse
- 6 Vanilleschoten
- 1 Glas eingelegte Tomaten
- 1 Tube Senf (nach Geschmack)
- 1 Päckchen Semmelbrösel
- 1 Glas Akazienhonig (500 g)
- 250 g Fruchtzucker
- 250 g Haferkleie
- 1 Päckchen Weizenstärke (z.B. Mondamin)
- 1 Päckchen Vollkornhaferflocken
- 1 Päckchen Schaschlikspieße
- 500 g Vollkornspaghetti oder Hartweizenspaghetti
- 1 Päckchen Penne (250 g)
- 1 Päckchen Natur- oder Vollkornreis (200 g)
- 1 kleines Päckchen Vollkorngrieß
- 1 kleines Päckchen Sesam
- 1 Päckchen Kaffee
- 1 Päckchen losen Tee
- 4 Ingwerknollen

Aus dem Reformhaus:
- 1 Flasche Sanddornmark
- 3 Liter Gemüsebrühe, glutamatfrei

Für Ihren Kräutergarten, etwa aus dem Supermarkt oder Baumarkt:
- 1 Topf Salbei
- 1 Topf Oregano
- 1 Topf Pfefferminz
- 1 Topf Thymian
- 1 Topf Zitronenmelisse
- 1 Topf Basilikum
- 1 Topf Majoran
- 1 Topf Petersilie

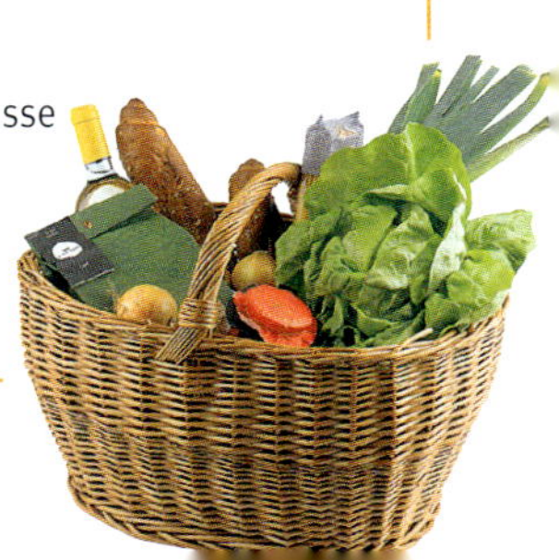

wochenplan ...

🕑	Montag	Dienstag	Mittwoch
$7.^{00}$			
$8.^{00}$			
$9.^{00}$			
$10.^{00}$			
$11.^{00}$			
$12.^{00}$			
$13.^{00}$			
$14.^{00}$			
$15.^{00}$			
$16.^{00}$			
$17.^{00}$			
$18.^{00}$			
$19.^{00}$			
$20.^{00}$			
$21.^{00}$			
$22.^{00}$			

Kopieren Sie diesen Plan und tragen Sie all das ein, was Sie wann in der

Donnerstag	Freitag	Samstag	Sonntag

jeweiligen Woche erledigen. Damit Sie Ihre Diät auch wörtlich nehmen.

Einkaufsliste für Diätwoche 1

Aus dem Supermarkt:

- ❍ 21 Liter stilles Mineralwasser oder 2 Packungen loser Grüner Tee oder Roibuschtee
- ❍ 3,5 Liter Magermilch (1,5 % Fett)
- ❍ 1 Liter ungesüßte Sojamilch
- ❍ 100 ml Apfelsaft (Direktsaft oder 100 % Fruchtsaft)
- ❍ 1 Liter ungesüßter Orangensaft (Direktsaft oder 100 % Fruchtsaft) – oder frische Orangen zum Auspressen
- ❍ 150 ml ungesüßter roter Traubensaft (Direktsaft oder 100 % Fruchtsaft)
- ❍ 350 ml ungesüßter und ungewürzter Gemüsesaft
- ❍ 125 ml ungesüßter und ungewürzter Tomatensaft
- ❍ 100 ml ungesüßter und ungewürzter Karottensaft

- ❍ 150 g saure Sahne
- ❍ 100 g Sojajoghurt natur
- ❍ 100 g Magermilchjoghurt (1,5 % Fett)

- ❍ 3 weiße Zwiebeln
- ❍ 1 kleine rote Zwiebel
- ❍ 1 kleine rote Peperoni
- ❍ 500 g Kohlrabi
- ❍ 2 rote Paprikaschoten
- ❍ 2 gelbe Paprikaschoten
- ❍ Stangenlauch (550 g)
- ❍ 2 Strauchtomaten
- ❍ 1 kleine Zucchini
- ❍ Staudensellerie (150 g)

- ❍ 4 Zitronen
- ❍ 2 Kiwi
- ❍ 2 Orangen
- ❍ 2 reife Birnen (je 100 g)
- ❍ 1 reife Birne (200 g)
- ❍ 1 Apfel
- ❍ 1 Grapefruit
- ❍ 1 Mango
- ❍ 2 unbehandelte Blutorangen
- ❍ 2 unbehandelte Limetten
- ❍ 1 Ananas (110 g)
- ❍ 1 reife weiche Avocado (ca. 160 g)

- ❍ 200 g Himbeeren (frisch oder tiefgefroren)
- ❍ 200 g rote oder schwarze Johannisbeeren (frisch oder tiefgefroren)
- ❍ 200 g Erdbeeren (frisch oder tiefgefroren)
- ❍ 80 g gemischte Beeren (frisch oder tiefgefroren)

- ❍ 1,75 Liter pürierte Tomaten (Tetrapack)
- ❍ 1 kleine Packung entöltes Kakaopulver
- ❍ 1 Tafel Zartbitter (mindestens 60 % Kakaogehalt)

- ❍ Als Zwischensnack gegen Heißhungerattacken je nach Belieben: Äpfel, Karotten, Sellerie oder eine halbe Banane

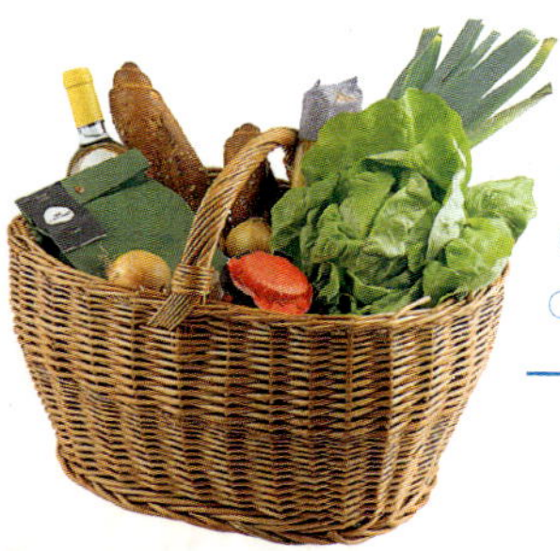

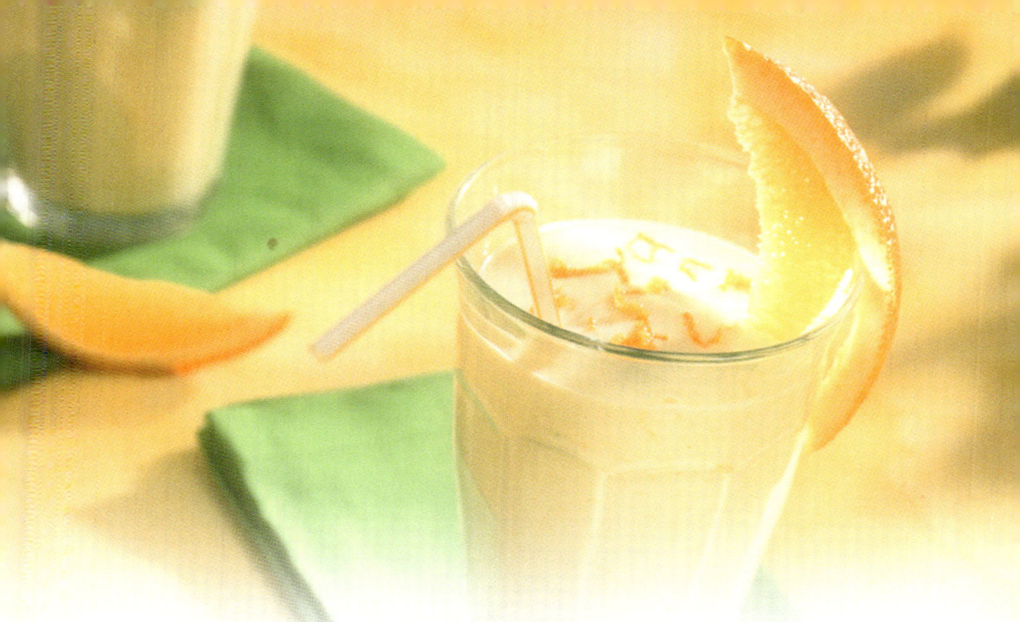

1. Tag – Fettverbrennungstag

Morgens trinken Sie gleich nach dem Aufstehen auf nüchternen Magen ein großes Glas (250 ml) stilles Mineralwasser.
Anschließend starten Sie mit dem ersten Tag Ihres Bewegungsplans (siehe Seite 117)

FRÜHSTÜCK

Ein Ahornsirup-Eiweiß-Shake

für eine Portion

Zutaten:

- *3 EL Eiweißkonzentrat*
- *100 ml stilles Mineralwasser oder Magermilch (1,5 % Fett)*
- *100 ml Liter Apfelsaft*
- *2 TL Ahornsirup*
- *1 EL Olivenöl*
- *eine Messerspitze Muskat*

Zubereitung: Einfach das Eiweißkonzentrat (3 EL) in stilles Mineralwasser oder Magermilch (jeweils 0,1 Liter) geben und den Apfelsaft (100 ml) dazugeben. Anschließend den Ahornsirup (2 TL) und das Olivenöl (1 EL) untermischen und alles gut shaken oder mit einem Pürierstab mixen, bis der

extra STERNE TIPP

Statt Magermilch können Sie bei Lactose- und Milcheiweißunverträglichkeit auch Sojamilch verwenden. So nehmen Sie trotzdem genügend Eiweiß zu sich, das neue Power für den Aufbau Ihrer Muskeln, also »Fettverbrennungsöfchen«, liefert.

Drink schön cremig ist. Je nach Geschmack mit einer Messerspitze Muskat würzen.

Wichtig: Der Shaker und das portionierte Eiweißpulver (z. B. in eine kleine Dose abgefüllt) sollten in den ersten zehn Tagen Ihr ständiger Begleiter sein. Denn Shakes stehen ab jetzt regelmäßig auf dem Programm. Alle Shakes können Sie aber auch bereits zu Hause vorbereiten und so mit zur Arbeit nehmen.

Wechseldusche: Nach dem Frühstück und Vorbereiten der Tagesshakes ab unter die Dusche. Am besten sind Wechselduschen, warm, kalt, warm, kalt. Das härtet den Kreislauf ab und trainiert die Gefäße. So tanken Sie auch Energie und kurbeln die Fettverbrennung an.

Heißhungerattacke Wenn Sie zwischen den Mahlzeiten der Heißhunger überfällt, dürfen Sie so viel rohes Obst und Gemüse essen, wie Sie möchten. Am besten sind Äpfel, Karotten, Sellerie und, wenn Sie Lust darauf haben, eine halbe Banane.

Wichtig: Über den ganzen Tag verteilt mindestens 3 Liter Mineralwasser oder ungesüßten Grünen Tee oder Roibuschtee trinken.

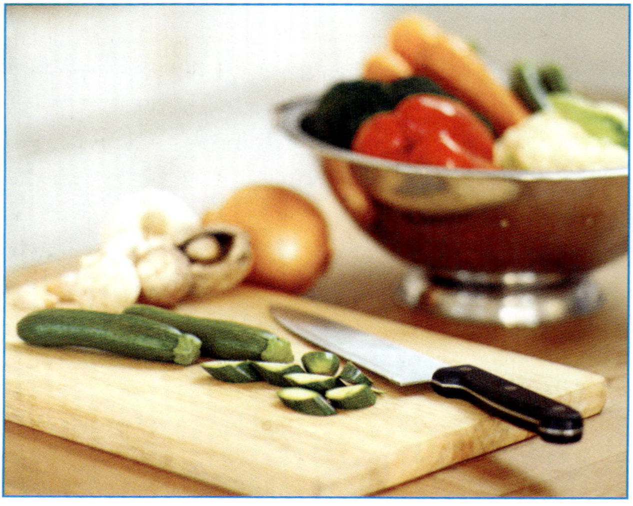

ZWEITES FRÜHSTÜCK

Ein Teller Gemüsesuppe

für 5 Portionen

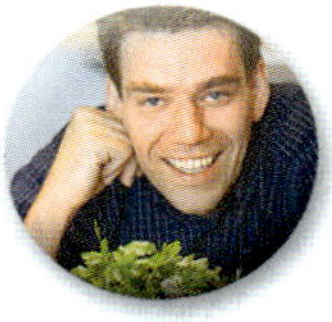

Zutaten:

- *2 weiße Zwiebeln*
- *2 EL Ingwersaft*
- *500 g Tomatenpüree*
- *1 kleine rote Peperoni*
- *4 EL Sonnenblumenöl*
- *etwas Meersalz*
- *2 Liter Gemüsebrühe (ohne Glutamat)*
- *500 g Kohlrabi*
- *je 2 rote und gelbe Paprikaschoten*
- *1 Stange Lauch (etwa 300 g)*
- *150 g Staudensellerie*
- *etwas frisch gemahlener schwarzer Pfeffer*
- *Saft einer halben Zitrone*
- *1 Bund glatte Petersilie*
- *1 EL Leinöl*

Zubereitung: Die Zwiebeln (2 Stück) schälen, in kleine Würfel schneiden, in Sonnenblumenöl (4 EL) andünsten und mit Salz (eine Prise) würzen. Anschließend mit Gemüsebrühe (2 Liter) auffüllen und aufkochen lassen. Als Nächstes die Peperoni (1 Stück) würfeln und zusammen mit dem Tomatenpüree (500 g) zur Brühe geben und ca. 30 Minuten bei mittlerer Flamme kochen lassen. Das Ganze anschließend mit einem Passierstab durch ein feines Sieb streichen. Dann den Kohlrabi (500 g), die Paprikaschoten (4 Stück), den Lauch (1 Stange), die Sellerie (150 g) und die glatte Petersilie (1 Bund) gut waschen, klein schneiden und in die Brühe geben. Bei mittlerer Hitze ca. 10 Minuten ohne Deckel köcheln lassen. Danach den frischen Ingwer reiben, in ein Baumwolltuch geben und 2 TL Saft herauspressen. Den Saft zusammen mit Salz, Pfeffer, Zitronensaft (Saft einer halben Zitrone) in die nun fertige Gemüsesuppe geben und entsprechend abschmecken. Das Ganze noch 5 Minuten ohne Herdhitze ziehen lassen. Anschließend die Gemüsesuppe mit dem Pürierstab oder im Mixer glatt pürieren und das Leinöl (1 EL) darunter rühren.

Wichtig: Heben Sie sich eine Portion noch für den 2. Tag Ihrer Diät auf. Den Rest in drei Portionen für die übrigen Tage einfrieren.

extra STERNE TIPP

Für das Büro die Suppe in einer Thermoskanne mitnehmen. Dazu eine ungesüßte Tasse Kaffee oder Tee.

MITTAGS

Ein Kiwi-Eiweiß-Shake

für eine Portion

Zutaten:

- *3 EL Eiweißkonzentrat*
- *1/8 Liter kalte Sojamilch (oder fettarme Milch)*
- *2 Kiwi*
- *1 TL Limonensaft*
- *1/4 TL gemahlene Vanilleschoten*

Zubereitung: Das Eiweißkonzentrat (3 EL), die kalte Sojamilch oder fettarme Milch (1/8 Liter), die klein geschnittenen Kiwis (2 Stück), den Limonensaft (1 TL) und die gemahlene Vanille (1/4 TL) in einen Mixer geben. Alles gut pürieren und fertig.

Wichtig: Vergessen Sie nicht zu trinken! Ideal sind täglich 3 Liter Mineralwasser oder ungesüßter Tee. Am besten in Ihrer Wohnung oder am Arbeitsplatz entsprechend Mineralwasserflaschen platzieren, so trinkt es sich leichter. In die Flaschen etwas frisch gepressten Zitronensaft geben, denn Vitamin C kurbelt die Fettverbrennung an.

extra STERNE TIPP

Nicht die gesamte weiße Haut der Grapefruit entfernen. Denn darin stecken wertvolle Flavonoide, welche die Wirkung des Vitamin C um ein Vielfaches verstärken.

ABENDS

Ein Kiwi-Eiweiß-Shake

Rezept: siehe oben

und ein Obst-Shake

für zwei Portionen

Zutaten:

- *80 g gemischte Beeren (entweder frische oder tiefgefrorene)*
- *2 Orangen*
- *1 Birne (etwa 200 g)*
- *1/2 Grapefruit*
- *1/2 l ungesüßten Orangensaft*
- *1/2 EL Leinöl*
- *5 g Fruchtzucker*
- *1 Messerspitze gemahlenen Zimt*
- *1 unbehandelte Limette*

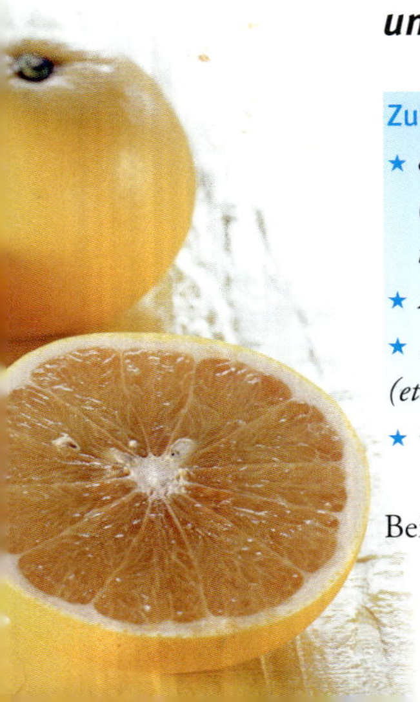

Beide Shakes zum Abendessen nacheinander trinken.

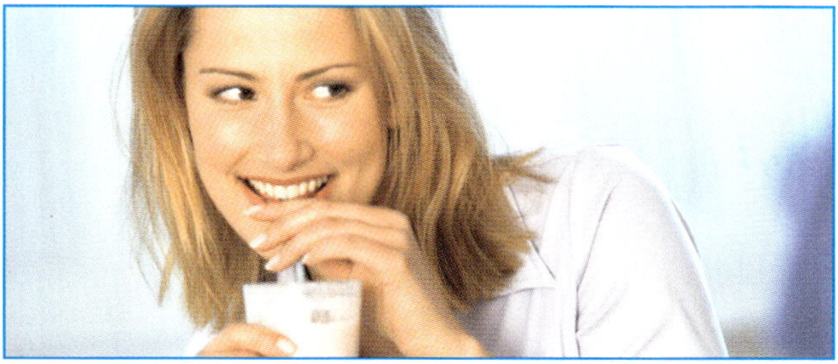

Zubereitung: Zuerst die Beeren (80 g) waschen, gut abtropfen lassen und in eine Schüssel geben. Wenn tiefgefrorene Beeren verwendet werden, diese direkt in eine Schüssel geben. Anschließend die Orangen (2 Stück) und die Birne (1 Stück) schälen, entkernen, grob zerteilen und zusammen mit den Beeren im Mixer pürieren. Anschließend die Grapefruit schälen, klein würfeln und zusammen mit dem Orangensaft (1/2 Liter ungesüßter Orangensaft), dem Limettensaft (von 1 Limette) und die abgeriebene Limettenschale sowie den Fruchtzucker (5 g) in den Mixer dazugeben und alles noch einmal kräftig durchmixen. Zum Schluss das Ganze mit Zimt (1 Messerspitze) abschmecken.

Die übrig gebliebene Portion für den 2. Diättag in einem fest verschließbaren Kunststoffbehältnis im Kühlschrank aufbewahren.

tipp

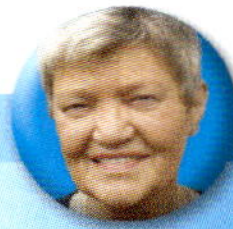

Den Schlummershake fand ich richtig klasse. Ich habe danach nachts richtig tief, viel besser und ruhiger geschlafen. Außerdem hat er mir das Hungergefühl vor dem Schlafengehen genommen.

VOR DEM SCHLAFEN GEHEN

Ein Schlummer-Eiweiß-Drink

für eine Portion

Zutaten:

- *1 EL Eiweißkonzentrat*
- *Mineralwasser (100 ml)*
- *Saft einer 1/2 Zitrone*
- *2 TL Honig*

Zubereitung: Das Eiweißkonzentrat (1 EL) in Mineralwasser (100 ml) auflösen und mit dem Zitronensaft (einer 1/2 Zitrone) und Honig (1 TL) in einen Mixer gut miteinander verrühren.

2. Tag – Fettverbrennungstag

Trinken Sie ein Glas (250 ml) stilles Mineralwasser auf nüchternen Magen. Dann schlüpfen Sie in die Sportklamotten: 30 Minuten Bewegung – Ihr Programm.

extra STERNE TIPP

Unbedingt darauf achten, dass das Kakaopulver entölt ist – dieser Hinweis steht auf der Verpackung. Dann enthält das Pulver nämlich am wenigsten Fett.

FRÜHSTÜCK

1 Liter Mineralwasser und ein Minze-Eiweiß-Shake

für eine Portion

Zutaten:

- *3 EL Eiweißkonzentrat*
- *1 Zweig frische Minze*
- *1 TL Kakao*
- *200 ml stilles Mineralwasser oder Magermilch (1,5 % Fett)*

Zubereitung: Das Eiweißkonzentrat (3 EL) und das Kakaopulver (1 TL) in stilles Mineralwasser oder Magermilch (200 ml) und die klein geschnittenen Minzeblätter (1 Zweig) dazugeben und so lange shaken oder mit einem Pürierstab mixen, bis der Drink schön cremig ist.

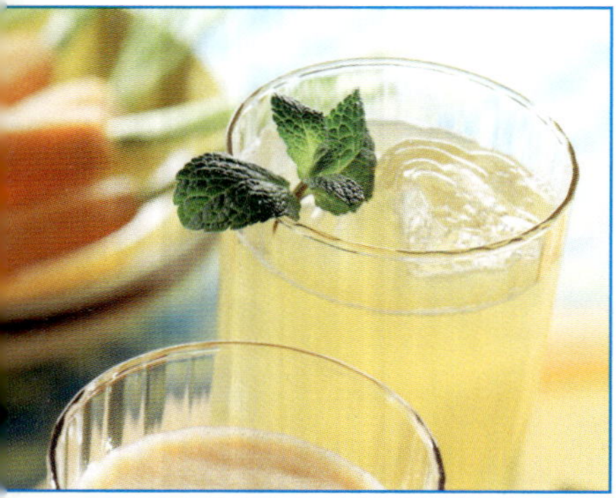

Wechseldusche: Warm, kalt, warm, kalt

Heißhungerattacke Wenn Sie zwischen den Mahlzeiten der Heißhunger überfällt, dürfen Sie so viel rohes Obst und Gemüse essen, wie Sie möchten. Am besten sind Äpfel, Karotten, Sellerie und, wenn Sie Lust darauf haben, eine halbe Banane.

ZWEITES FRÜHSTÜCK

Ein Teller Gemüsesuppe

bereits vorportioniert und fertig von Tag 1

Dazu eine Tasse ungesüßten Kaffee oder Tee

MITTAGS

Ein Erdbeer-Eiweiß-Shake

für eine Portion

Zutaten:

- *3 EL Eiweißkonzentrat*
- *1/8 Liter kalte Sojamilch oder fettarme Milch*
- *100 g Erdbeeren (tiefgefroren oder frisch)*
- *1/4 TL gemahlene Vanilleschoten*
- *eine Messerspitze gemahlener roter Pfeffer*

Zubereitung: Das Eiweißpulver (3 EL), die kalte Sojamilch oder fettarme Milch (1/8 Liter), die klein geschnittenen Erdbeeren (100 g) und die gemahlenen Vanilleschoten (1/4 TL) in den Mixer geben und kräftig durchmixen. Zum Schluss den Shake mit einer Messerspitze gemahlenem rotem Pfeffer abschmecken.

Wichtig: Vergessen Sie das *Trinken* nicht! 3 Liter Mineralwasser oder Tee sollten Sie über den Tag verteilt trinken.

ABENDS

Ein Erdbeer-Eiweiß-Shake

Rezept: siehe oben

dazu noch eine Portion Obst-Shake

den Sie am Tag 1 der Diät bereits vorbereitet haben.

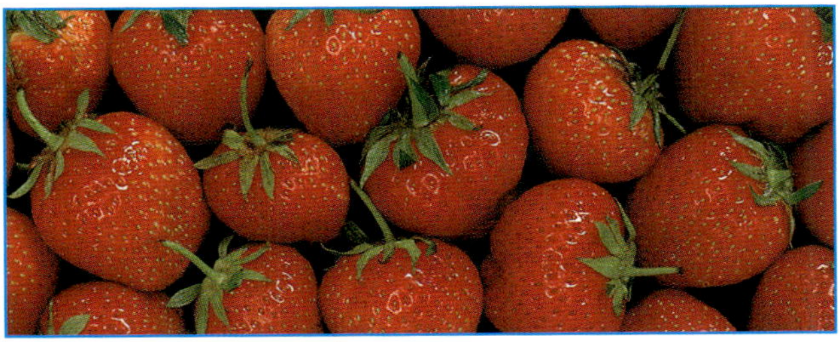

VOR DEM SCHLAFEN GEHEN

Ein Schlummer-Eiweiß-Drink

Rezept: siehe Seite 35

3. Tag – Fettverbrennungstag

Ein Glas (250 ml) stilles Mineralwasser auf nüchternen Magen.

30 Minuten Bewegung – Ihr Programm

FRÜHSTÜCK

Ein Zitronenmelisse-Eiweiß-Shake

für eine Portion

Zutaten:

- *3 EL Eiweißkonzentrat*
- *200 ml stilles Mineralwasser oder Magermilch (1,5 % Fett)*
- *$^1/_2$ geriebener Apfel*
- *1 Zweig Zitronenmelisse*
- *1 TL Obstessig*

Zubereitung: Das Eiweißpulver (3 EL) in stillem Mineralwasser oder Magermilch (200 ml) auflösen, dazu die klein geschnittenen Zitronenmelisseblätter (1 Zweig), $^1/_2$ geriebenen Apfel und den Obstessig (1 TL) geben und gut shaken oder mit einem Pürierstab verrühren, bis der Drink schön cremig ist.

Wechseldusche: warm, kalt, warm, kalt

Heißhunger Wenn Sie zwischen den Mahlzeiten der Heißhunger überfällt, dürfen Sie so viel rohes Obst und Gemüse essen, wie Sie möchten. Am besten sind Äpfel, Karotten, Sellerie oder eine halbe Banane.

Bis zum zweiten Frühstück 1 Liter Mineralwasser oder ungesüßten Tee trinken.

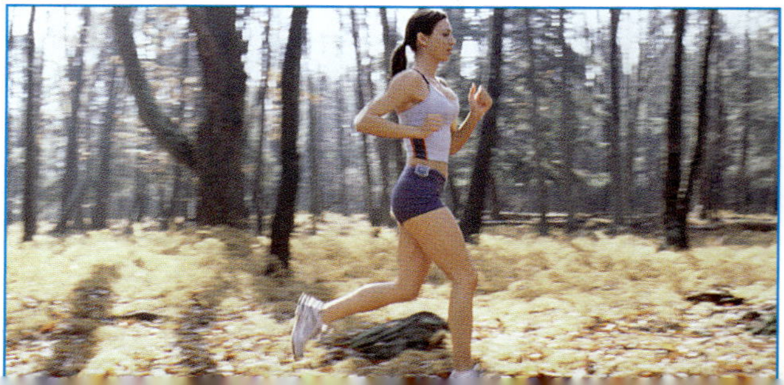

ZWEITES FRÜHSTÜCK

Ein Teller Tomaten-Lauchsuppe

für 5 Portionen

Zutaten:

- *3/4 Liter Tomatenpüree*
- *250 g Lauchstangen*
- *1 Zwiebel*
- *1 EL Sonnenblumenöl*
- *1/2 TL gemahlene schwarze Pfefferkörner*
- *1/4 Liter Gemüsebrühe (ohne Glutamat)*
- *4 TL saure Sahne*
- *1 EL Aceto Balsamico*
- *1 Zweig Thymian*
- *je nach Geschmack Salz und Pfeffer*

Dazu eine ungesüßte Tasse Kaffee oder Tee

Zubereitung: Zunächst die Zwiebel (1 Stück) schälen und fein würfeln. Dann den Lauch (250 g) waschen und putzen und in Ringe schneiden. Die Zwiebeln in Sonnenblumenöl (1 EL) glasig andünsten. Danach den klein geschnittenen Lauch und das Tomatenpüree (3/4 l) dazugeben. Mit schwarzen Pfefferkörnern (1/2 TL) und Thymian (1 Zweig) würzen und mit Gemüsebrühe (1/4 Liter) ablöschen. Mit geschlossenem Deckel bei mittlerer Hitze ca. 30 Minuten köcheln lassen. Dann die Suppe durch ein feines Sieb streichen und noch einmal kurz aufkochen lassen. Zum Schluss mit etwas Salz und Pfeffer abschmecken und mit saurer Sahne (4 TL) und Aceto Balsamico (1 EL) verfeinern.

Wichtig: Stellen Sie sich eine Portion für Tag 4 der Diät in den Kühlschrank, den Rest in drei Portionen in fest verschließbaren Kunststoffbehältern einfrieren.

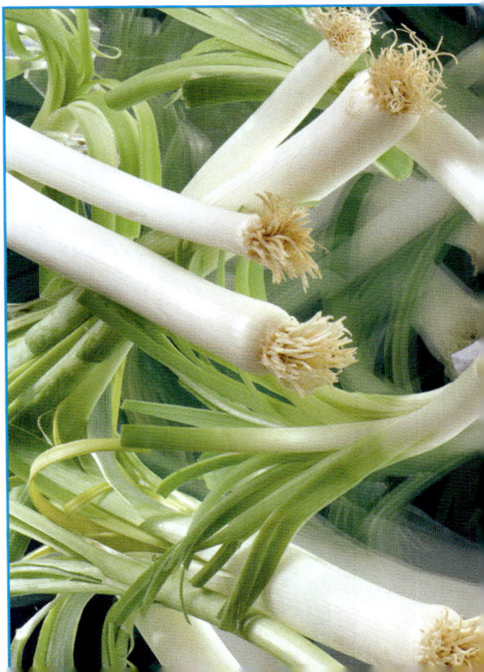

MITTAGS

Ein Himbeer-Eiweiß-Shake

für eine Portion

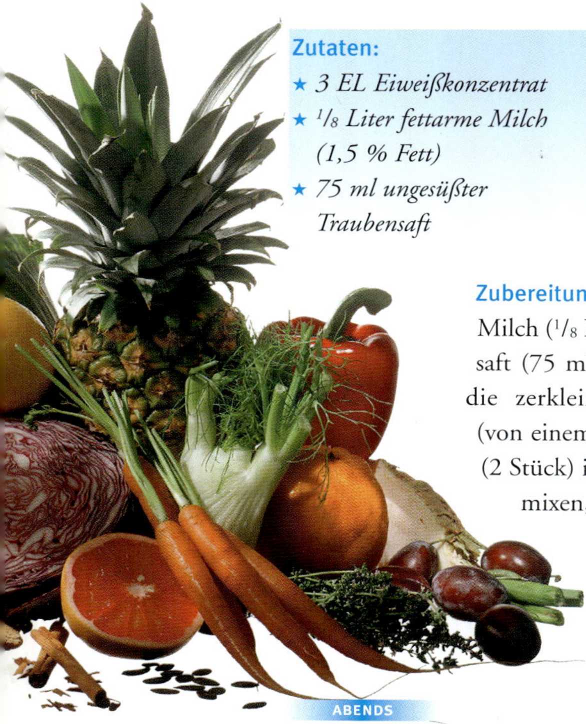

Zutaten:

- *3 EL Eiweißkonzentrat*
- *1/8 Liter fettarme Milch (1,5 % Fett)*
- *75 ml ungesüßter Traubensaft*
- *100 g tiefgefrorene Himbeeren*
- *1 Zweig Zitronenmelisse*
- *2 Blätter Basilikum*

Zubereitung: Das Eiweißpulver (3 EL), die Milch (1/8 Liter), den ungesüßten Traubensaft (75 ml), die Himbeeren (100 g) und die zerkleinerten Zitronenmelisseblätter (von einem Zweig) sowie Basilikumblätter (2 Stück) in den Mixer geben. Gut durchmixen, in ein Glas geben und fertig!

Wichtig: Mindestens 3 Liter Mineralwasser oder ungesüßten Tee über den Tag verteilt trinken.

ABENDS

Ein Himbeer-Eiweiß-Shake

Rezept: siehe oben

und einen Gemüse-Cocktail

für 2 Portionen

Zutaten:

- *2 reife Tomaten*
- *1 kleine Zucchini*
- *1/2 kleine rote Zwiebel*
- *350 ml ungesüßten und ungewürzten Gemüsesaft*
- *2 TL Aceto Balsamico*
- *2 getrocknete Tomaten*
- *je nach Geschmack Salz und frisch gemahlener Pfeffer*

Zubereitung: Die Tomaten (2 Stück) waschen und würfeln, die rote Zwiebel (1/2 Stück) schälen und ebenfalls würfeln.

Das Ganze mit dem Gemüsesaft (350 ml) im Mixer oder mit dem Pürierstab fein pürieren. Danach den Aceto Balsamico (2 TL) dazugeben und erneut kräftig durchmixen. Zum Schluss mit Salz und Pfeffer abschmecken, kurz durchrühren und in ein hohes Glas gießen.

Tipp! Die andere Portion in einem fest verschließbaren Gefäß für den nächsten Tag im Kühlschrank kalt stellen.

VOR DEM SCHLAFEN GEHEN

Ein Schlummer-Eiweiß-Drink

Rezept: siehe Seite 35

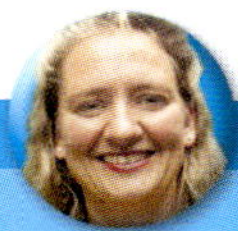

diät-tester fragen:

Andrea Rauschenbach: ***Besonders in der ersten Woche fiel es mir sehr schwer, für die Familie leckere Sachen zu kochen und gleichzeitig eine Diät zu machen. Mich plagten ständig Heißhungergefühle.***

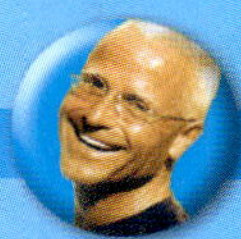

dr. ulrich strunz antwortet:

Heißhungergefühle kennen wir alle. Der beste Ausweg ist essen. Aber eben etwas anderes: Füllen Sie Ihren Magen mit viel rohem Gemüse wie Karotten, Broccoli, Paprikastreifen und Ähnlichem, damit Sie sich satt fühlen. Ein guter Trick wäre es auch, die Diätrezepte als Mahlzeiten für Ihre Familie leicht abzuwandeln. Die Gemüsesuppe aus der ersten Woche schmeckt mit einem Würstchen bestimmt auch den Kindern. Ganz wichtig: Setzen Sie sich mit Ihrem fruchtfarbigen Eiweiß-Shake sehr wohl an den Familientisch, dann leidet auch das Gemeinschaftsgefühl beim Essen nicht. Und Sie werden sich wundern, wie oft die anderen »auch mal probieren« wollen.

4. Tag – Fettverbrennungstag

Trinken Sie ein Glas (250 ml) stilles Mineralwasser auf nüchternen Magen. Dann schlüpfen Sie in die Sportklamotten: 30 Minuten Bewegung – Ihr Programm.

FRÜHSTÜCK

Ein Zimt-Eiweiß-Shake

für eine Portion

Zutaten:

- *3 EL Eiweißkonzentrat*
- *200 ml stilles Mineralwasser oder Magermilch (1,5 % Fett)*
- *1 Messerspitze gemahlenen Zimt*
- *ein paar Tropfen grünen Tabasco*

Zubereitung: Das Eiweißpulver (3 EL) in stilles Mineralwasser (200 ml) oder Magermilch (200 ml) geben. Den gemahlenen Zimt (1 Messerspitze) und Tabasco (ein paar Spritzer, je nach Geschmack) hinzugeben und im Mixer so lange shaken oder mit einem Pürierstab verrühren, bis der Drink cremig ist.

Wechseldusche: Warm, kalt, warm, kalt

Heißhunger Wenn Sie zwischen den Mahlzeiten der Heißhunger überfällt, dürfen Sie so viel rohes Obst und Gemüse essen, wie Sie möchten. Am besten sind Äpfel, Karotten, Sellerie oder eine halbe Banane.

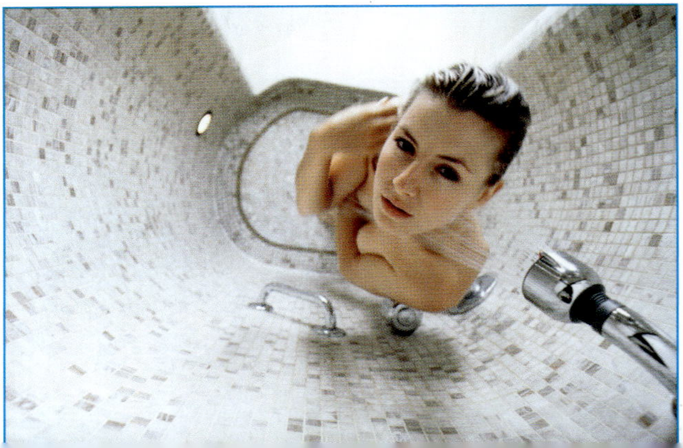

ZWEITES FRÜHSTÜCK

Ein Teller Tomaten-Lauchsuppe

wurde bereits am Tag 3 der Diät vorbereitet

Dazu eine Tasse ungesüßten Kaffee oder Tee

MITTAGS

Ein Birnen-Eiweiß-Shake

für eine Portion

Zutaten:

- *3 EL Eiweißkonzentrat*
- *150 ml Magermilch (1,5 % Fett)*
- *1 reife Birne (ca. 100 g)*
- *1 EL Zitronensaft und 1 TL fein geriebene Bitterkuvertüre*

Zubereitung: Das Eiweißpulver (3 EL) in Magermilch (150 ml) auflösen. Die Birne (ca. 100 g) schälen, entkernen und klein schneiden, anschließend zum Eiweiß-Magermilchgemisch geben. Danach den Zitronensaft (1 EL) und die geriebene Bitterkuvertüre (1 TL) hinzufügen und im Mixer gut miteinander verrühren.

Wichtig: Vergessen Sie das Trinken nicht! 3 Liter am Tag sollten Sie mindestens schaffen und zwar Mineralwasser oder ungesüßten Tee.

ABENDS

Ein Birnen-Eiweiß-Shake

Rezept: siehe oben

und dazu noch einen Gemüse-Cocktail

steht bereits vom Vortag im Kühlschrank

VOR DEM SCHLAFEN GEHEN

Einen Schlummer-Eiweiß-Drink

Rezept: siehe Seite 35

5. Tag – Fettverbrennungstag

Trinken Sie ein Glas (250 ml) stilles Mineralwasser auf nüchternen Magen. Dann schlüpfen Sie in die Sportklamotten: 30 Minuten Bewegung – Ihr Programm.

FRÜHSTÜCK

Ein Honig-Eiweiß-Shake

für eine Portion

Zutaten:

- *200 ml stilles Mineralwasser oder Magermilch (1,5 %)*
- *2 TL Akazienhonig und ½ geriebenen Apfel*
- *3 EL Eiweißkonzentrat*

Zubereitung: Das Eiweißkonzentrat (3 EL) in stilles Mineralwasser oder Magermilch (jeweils 200 ml) geben, dazu den Honig (2 TL) und den geriebenen Apfel (½ Stück). Das Ganze im Mixer so lange mixen, bis der Drink schön cremig ist.

Wechselduschen nicht vergessen.

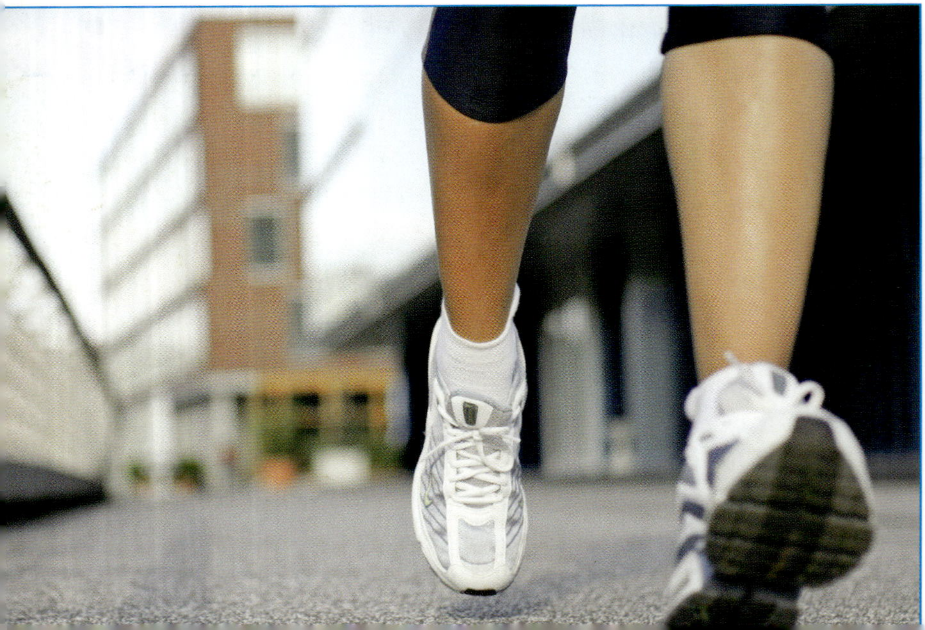

ZWEITES FRÜHSTÜCK

Einen Teller Gemüsesuppe

bereits von Tag 1 der Diät eingefroren

Dazu eine Tasse ungesüßten Kaffee oder Tee

Außerdem wichtig: Immer wenn der **Heißhunger** kommt, können Sie über den Tag verteilt so viele rohe Früchte und rohes Gemüse essen, wie Sie möchten.

MITTAGS

Ein indischer Orangen-Shake

für eine Portion

Zutaten:

- *3 EL Eiweißkonzentrat*
- *100 g Sojajoghurt*
- *100 ml stilles Mineralwasser*
- *1 unbehandelte Blutorange*
- *2 TL Ahornsirup und je 1 Messerspitze Kardamom*
- *Zimt*
- *weißer gemahlener Pfeffer*

Zubereitung: Das Eiweißkonzentrat (3 EL), den Sojajoghurt (100 g), den Saft einer Blutorange und davon die fein abgeriebene Schale in den Mixer geben und auf niedrigster Stufe gut miteinander verrühren. Dann den Ahornsirup (2 TL), die Gewürze Kardamom (1 Messerspitze), Zimt (1 Messerspitze) und Pfeffer (1 Messerspitze) sowie das stille Mineralwasser (100 ml) mit dazugeben und erneut kräftig miteinander mixen.

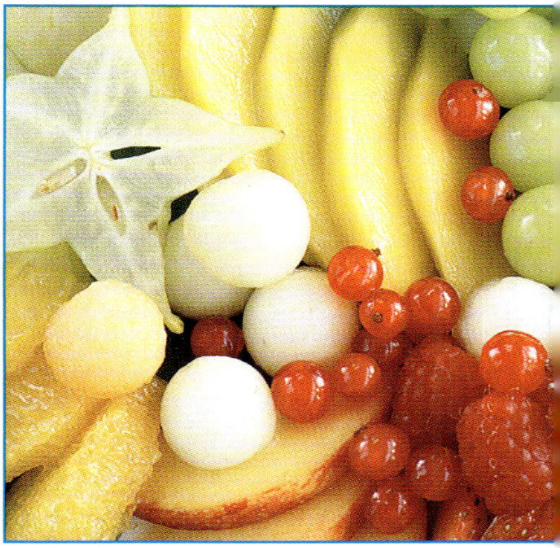

Wichtig: Vergessen Sie das Trinken nicht! 3 Liter pro Tag sollten es sein. Am besten am Arbeitsplatz oder in der Wohnung entsprechend Mineralwasserflaschen platzieren. In das Mineralwasser je nach Geschmack frisch gepressten Zitronensaft geben. Das enthaltene Vitamin C kurbelt die Fettverbrennung an.

ABENDS

Ein indischer Orangen-Shake

Rezept: siehe Seite 45

und dazu noch einen scharfen Tomaten-Drink

für zwei Portionen

Zutaten:

- *4 Zweige glatte Petersilie*
- *1/4 Liter Tomatensaft (ungewürzt und ungesüßt)*
- *100 ml Karottensaft (ungewürzt und ungesüßt)*
- *1 EL Obstessig*
- *100 ml stilles Mineralwasser*
- *ein paar Tropfen roter Tabasco*
- *etwas Salz und Pfeffer*

Zubereitung: Die Petersilie (4 Zweige) waschen, trocken tupfen und klein hacken. Dann zusammen mit dem Tomatensaft (1/4 Liter), dem Karottensaft (100 ml), dem Obstessig (1 EL) und ein paar Spritzern rotem Tabasco (je nach Geschmack) in einen Mixer geben und gut durchrühren. Zum Schluss mit stillem Mineralwasser (100 ml) auffüllen und mit Salz und Pfeffer abschmecken.

Tipp: Die zweite Portion im Kühlschrank aufbewahren für den nächsten Tag.

tipp

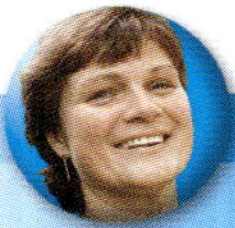

In der ersten Woche hat meine beste Freundin den Familieneinkauf für mich erledigt. Die Versuchungen im »Schlaraffenland Supermarkt« wären sonst einfach zu groß für mich gewesen. In der zweiten Woche bin ich dann wieder alleine einkaufen gegangen.

VOR DEM SCHLAFEN GEHEN

Einen Schlummer-Eiweiß-Drink

Rezept: siehe Seite 35

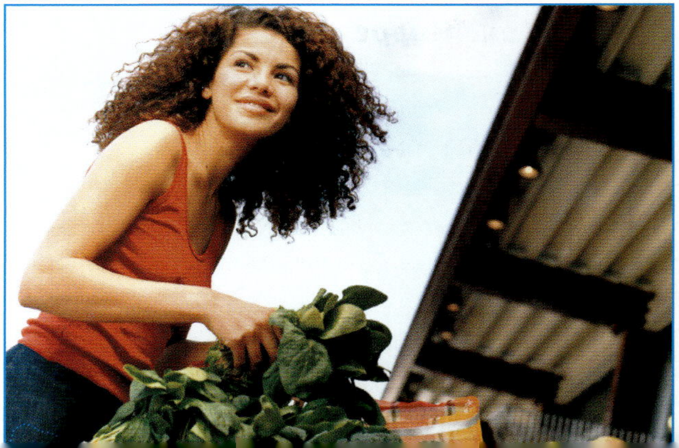

6. Tag – Fettverbrennungstag

Trinken Sie ein Glas (250 ml) stilles Mineralwasser auf nüchternen Magen. Dann schlüpfen Sie in die Sportklamotten: 30 Minuten Bewegung – Ihr Programm.

FRÜHSTÜCK

Ein Ahornsirup-Eiweiß-Shake

für eine Portion

Zutaten:

- *3 EL Eiweißkonzentrat*
- *200 ml stilles Mineralwasser oder Magermilch (1,5 %)*
- *50 g reife Ananas*
- *1 Messerspitze gemahlenen Cayennepfeffer*
- *2 TL Ahornsirup*

Zubereitung: Das Eiweißpulver (3 EL) in stilles Mineralwasser oder Magermilch (jeweils 200 ml) mischen. Den Ahornsirup (2 TL) sowie die geschälte und gewürfelte Ananas (50 g) dazugeben, alles gut miteinander vermischen, bis der Drink schön cremig ist. Zum Schluss mit etwas Cayennepfeffer abschmecken.

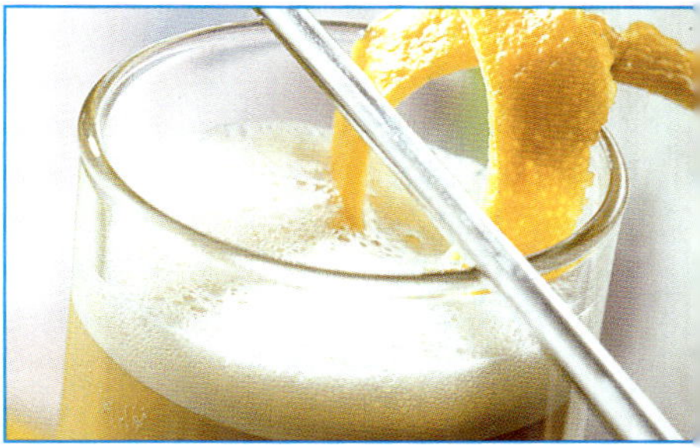

Wechseldusche: Warm, kalt, warm, kalt

Ein Teller Tomaten-Lauchsuppe

aus der Tiefkühltruhe auftauen, wurde am Tag 1 der Diät bereits vorbereitet

Dazu eine Tasse ungesüßten Kaffee oder Tee

Wichtig: Wann immer Sie das Hungergefühl plagt, können Sie über den Tag verteilt so viel ungekochtes Obst und Gemüse essen, wie Sie möchten.

MITTAGS

Ein Mango-Eiweiß-Shake

für eine Portion

Zutaten:

- *3 EL Eiweißkonzentrat*
- *1/8 Liter Sojamilch*
- *1/2 Mango*
- *2 EL frischer Ingwer-Saft*

Zubereitung: Das Eiweißkonzentrat (3 EL) in die Sojamilch (1/8 Liter) mischen. Die geschälte und gewürfelte Mango (1/2 Stück) hinzugeben. Danach eine Ingwerwurzel reiben und durch ein Baumwolltuch pressen. Davon zwei EL in den Mixer geben. Alles zusammen noch mal gut mixen.
Wichtig: Trinken nicht vergessen! 3 Liter Mineralwasser oder ungesüßten Tee über den Tag verteilt trinken.

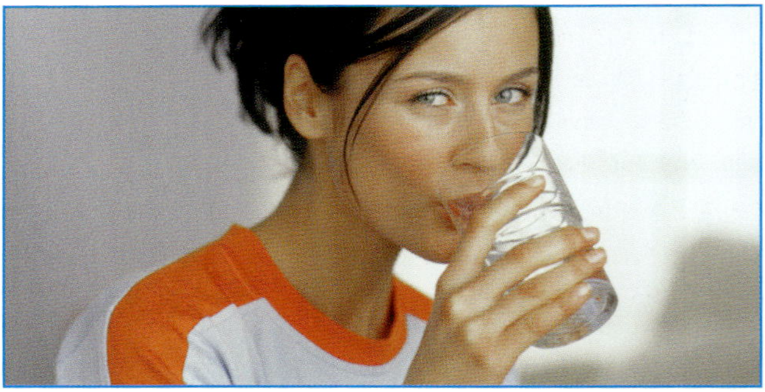

ABENDS

Ein Mango-Eiweiß-Shake

Rezept: siehe oben

und den scharfen Tomaten-Drink

steht bereits im Kühlschrank, wurde am Vortag schon vorbereitet

VOR DEM SCHLAFEN GEHEN

Ein Schlummer-Eiweiß-Drink

Rezept: siehe Seite 35

7. Tag – Fettverbrennungstag

Trinken Sie ein Glas (250 ml) stilles Mineralwasser auf nüchternen Magen. Dann schlüpfen Sie in die Sportklamotten: 30 Minuten Bewegung – Ihr Programm.

FRÜHSTÜCK

Ein Oregano-Eiweiß-Shake

für eine Portion

Zutaten:

- *200 ml stilles Mineralwasser oder Magermilch (1,5 %)*
- *2–3 Blätter Salbei oder Oregano*
- *3 EL Eiweißkonzentrat*

Zubereitung: Das Eiweißpulver (3 EL) in stilles Mineralwasser oder Magermilch (200 ml) geben, den vorher klein geschnittenen Salbei oder Oregano (2–3 Blätter) hinzufügen und so lange shaken oder mit einem Pürierstab verrühren, bis der Drink schön cremig ist.

Wechseldusche: Warm, kalt, warm, kalt

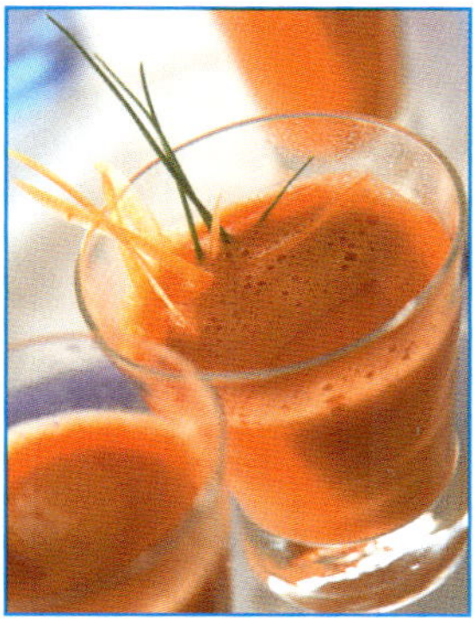

ZWEITES FRÜHSTÜCK

Ein Teller Gemüsesuppe

einfach nur auftauen, wurde bereits an Tag 1 der Diät vorbereitet

Dazu ein Glas ungesüßten Orangensaft oder Tee

Wichtig: An jedem Tag der Diät gilt: Sie dürfen so viel Obst und rohes Gemüse essen, wie Sie möchten!

MITTAGS

Ein Johannisbeer-Eiweiß-Shake

für eine Portion

Zutaten:

- *3 EL Eiweißkonzentrat*
- *1/4 TL gemahlenen Zimt*
- *2 EL Limettensaft*
- *1/8 Liter Sojamilch*
- *100 g tiefgefrorene Johannisbeeren (rot oder schwarz – je nach Geschmack)*

Zubereitung: Das Eiweißpulver (3 EL) in die Sojamilch (1/8 Liter) geben. Dazu die Johannisbeeren (100 g), den Limettensaft (2 EL) und Zimt (1/4 TL) in den Mixer geben. Alles gut miteinander mixen.

Wichtig: Vergessen Sie das Trinken nicht! 3 Liter Mineralwasser oder ungesüßten Tee sollten Sie am Tag zu sich nehmen.

ABENDS

Ein Johannisbeer-Eiweiß-Shake

Rezept: siehe oben

und einen Ananas-Avocado-Drink

für 2 Portionen

Zutaten:

- *60 g Ananas*
- *eine reife weiche Avocado (ca. 160 g)*
- *2 EL Zitronensaft*
- *100 g Magerjoghurt*
- *300 ml stilles Mineralwasser und etwas Salz*
- *Cayennepfeffer und Muskatnuss*

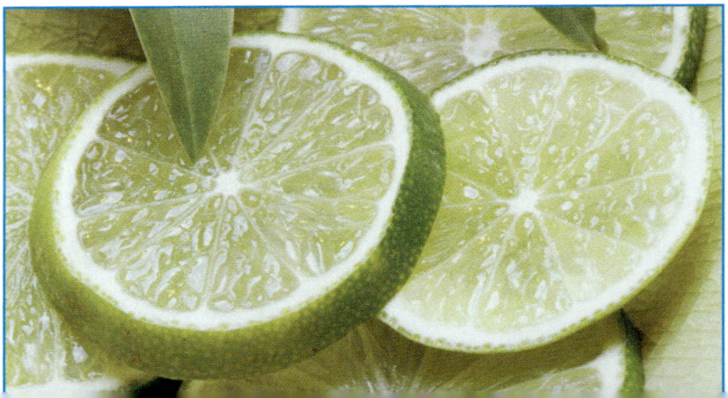

Zubereitung: Das Avocadofleisch (1 Stück / ca. 160 g) aus der Schale löffeln und zusammen mit der klein geschnittenen Ananas (60 g) in den Mixer geben. Den Zitronensaft (2 EL) hinzugeben, Magerjoghurt (100 g) und das Mineralwasser (300 ml) dazugeben und im Mixer fein pürieren. Zum Schluss den Drink mit etwas Salz, Cayennepfeffer und Muskatnuss abschmecken.
Tipp: Die zweite Portion in einem fest verschließbaren Gefäß für den nächsten Tag im Kühlschrank aufbewahren.

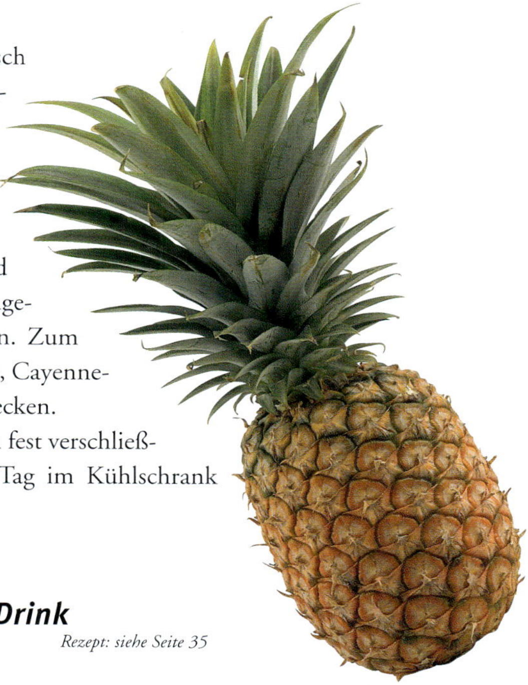

VOR DEM SCHLAFEN GEHEN

Ein Schlummer-Eiweiß-Drink

Rezept: siehe Seite 35

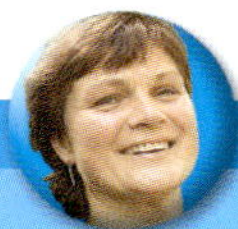

diät-tester fragen:

Gudrun Rindfleisch: ***In der ersten Woche habe ich total Heißhunger auf dunkles Brot bekommen. Außerdem hatte ich auch ab und zu Heißhunger auf ein deftiges Leberwurstbrot. Wie kann man das bekämpfen?***

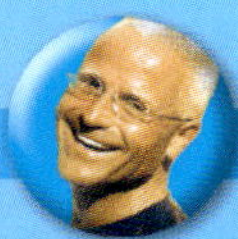

dr. ulrich strunz antwortet:

Heißhunger bekommen Sie am besten in den Griff entweder mit rohem Gemüse wie z.B. Karotten, Kohlrabi plus einem großen Glas Wasser oder aber mit drei gehäuften Esslöffeln Eiweiß, wie z.B. Magerquark oder Eiweißpulver.

Einkaufsliste für Diätwoche 2

Aus dem Supermarkt:

- ❍ 21 Liter stilles Mineralwasser oder 2 Packungen loser grüner Tee oder Roibuschtee
- ❍ 150 ml ungesüßter roter Traubensaft (Direktsaft oder 100 % Fruchtsaft)
- ❍ 150 ml ungesüßter Grapefruitsaft (Direktsaft oder 100 % Fruchtsaft)
- ❍ 150 ml ungesüßter und ungewürzter Karottensaft

- ❍ 3 Liter Magermilch (1,5 % Fett) oder 3 Liter ungesüßte Sojamilch
- ❍ 250 ml Kefir
- ❍ 200 g Sojajoghurt natur
- ❍ 500 ml Buttermilch
- ❍ 50 g Crème fraîche
- ❍ 50 ml Dickmilch (3,5 % Fett)
- ❍ 1 kleine Dose fettfreie und ungesüßte Kokosmilch (z. B. »Creamed Coconut«)
- ❍ 50 g Parmesan

- ❍ 200 g gemischte exotische Früchte (z. B. Ananas, Mango, Papaya, Kiwi)
- ❍ 3 reife Bananen
- ❍ 4 frische reife Feigen
- ❍ 4 Zitronen
- ❍ 1 Orange
- ❍ 1 säuerlichen Apfel (z.B. Braeburn)
- ❍ 2 Kiwi (200 g)
- ❍ 150 g Aprikosen
- ❍ 2 unbehandelte Limetten
- ❍ 150 g Erdbeeren (frisch oder tiefgefroren)

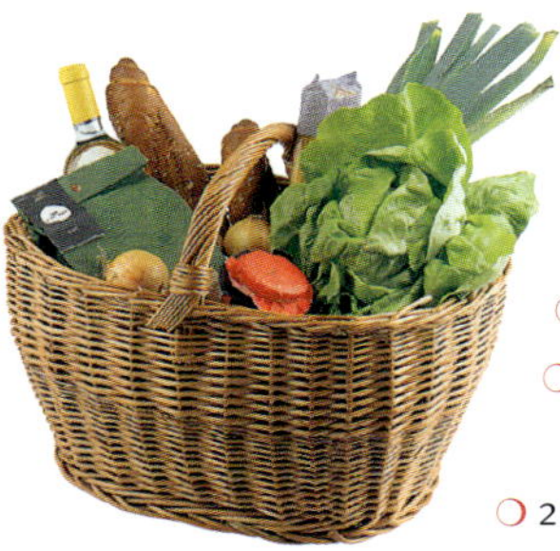

- ❍ 1 kleine Salatgurke (ca. 100 g)
- ❍ 2 Strauchtomaten (ca. 120 g)
- ❍ 400 g frische grüne Bohnen
- ❍ 400 g weiße Bohnen (frisch oder tiefgekühlt)
- ❍ 4 Karotten (im Bund mit Grün)
- ❍ 4 Schalotten
- ❍ 1 Frühlingszwiebel
- ❍ 1 Gemüsezwiebel
- ❍ 1 rote Zwiebel (ca. 15 g)
- ❍ 1 Bund Radieschen (8 Stck.)
- ❍ 1 Knoblauchknolle
- ❍ 100 g Staudensellerie
- ❍ 300 g Mangold
- ❍ 1 Stange Lauch (ca. 300 g)
- ❍ 1 kleines Päckchen gehackte Pinienkerne
- ❍ 1 kleines Päckchen Wal- und Haselnüsse (100 g)
- ❍ 1 Päckchen Hirse (30 g)

- ❍ 1 Putenbrustfilet (ca. 100 g)

- ❍ Als Zwischensnack: Orangen, Kiwis, Äpfel, Bananen, Karotten, Sellerie

---

Aus dem Reformhaus:

- ❍ 100 ml Apfeldicksaft
- ❍ 2,25 Liter Gemüsebrühe, glutamatfrei
- ❍ 100 ml Hühnerbrühe, glutamatfrei
- ❍ 300 ml Molke

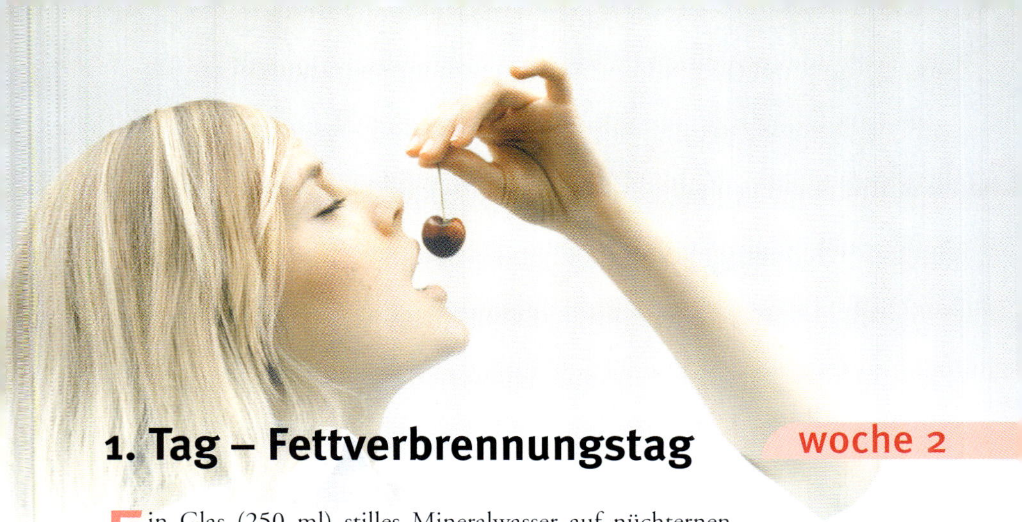

1. Tag – Fettverbrennungstag

Ein Glas (250 ml) stilles Mineralwasser auf nüchternen Magen – 30 Minuten Bewegung – Ihr Programm.

FRÜHSTÜCK

Ein Thymian-Eiweiß-Shake

für eine Portion

Zutaten:

- *200 ml stilles Mineralwasser oder Magermilch (1,5 % Fett)*
- *ein Zweig Thymian*
- *3 EL Eiweißkonzentrat*

Zubereitung: Das Eiweißkonzentrat (3 EL) mit stillem Mineralwasser oder Magermilch (je 200 ml) mischen. Dazu die abgezupften Blätter eines Thymianzweigs. Das Ganze im Mixer so lange rühren, bis der Drink schön cremig ist.
Wechseldusche: Warm, kalt, warm, kalt

ZWEITES FRÜHSTÜCK

Ein Teller Tomaten-Lauchsuppe

haben Sie noch in der Tiefkühltruhe eingefroren

Dazu eine Tasse Kaffee oder Tee

Wer mag, kann auch stattdessen zu einem Glas ungesüßten Fruchtsaft greifen.

Außerdem wichtig: Bei **Heißhunger** ist so viel rohes Obst und Gemüse erlaubt, wie Sie möchten.

MITTAGS

Ein Exoten-Eiweiß-Shake

für eine Portion

Zutaten:

- ★ *3 EL Eiweißkonzentrat*
- ★ *$^1/_8$ Liter Magermilch (1,5 % Fett)*
- ★ *75 ml ungesüßter Traubensaft*
- ★ *100 g gemischte exotische Früchte (z. B. Ananas, Mango, Papaya, Kiwi)*
- ★ *ein Zweig Zitronenmelisse*

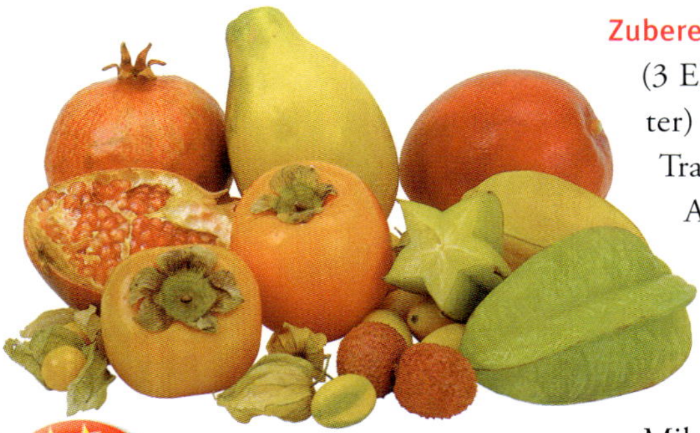

Zubereitung: Das Eiweißpulver (3 EL) zur Magermilch ($^1/_8$ Liter) und dem ungesüßten Traubensaft (75 ml) geben. Anschließend die exotischen Früchte (insgesamt 100 g) schälen sowie würfeln und zusammen mit dem Eiweiß-Milch-Traubensaft-Gemisch in den Mixer geben und zu einer Masse pürieren. Zum Schluss die Blätter des Zitronenmelissenzweiges klein zupfen, ebenfalls hinzugeben und alles zu einer glatten Masse mixen.

Wichtig: Vergessen Sie das *Trinken* nicht! 3 Liter Mineralwasser oder ungesüßten Tee über den Tag verteilt trinken.

extra STERNE TIPP

Die volle Kraft aus der Traube haben Sie, wenn Sie Direktsaft oder 100-Prozent-Saft verwenden. Außerdem sollten Sie zu rotem Traubensaft greifen. Denn darin stecken jede Menge Antozyane. Das sind sekundäre Pflanzenstoffe, die Krebs und Herz-Kreislauferkrankungen vorbeugen.

ABENDS

Ein Exoten-Eiweiß-Shake

Rezept: siehe oben

und einen Ananas-Avocado-Drink

steht vom Vortag bereits vorbereitet im Kühlschrank

VOR DEM SCHLAFEN GEHEN

Ein Schlummer-Eiweiß-Drink

Rezept: siehe Seite 35

2. Tag – Fettverbrennungstag

Trinken Sie ein Glas (250 ml) stilles Mineralwasser auf nüchternen Magen. Dann schlüpfen Sie in die Sportklamotten: 30 Minuten Bewegung – Ihr Programm.

FRÜHSTÜCK

Ein Schoko-Eiweiß-Shake

für eine Portion

Zutaten:

- *3 EL Eiweißkonzentrat*
- *200 ml stilles Mineralwasser oder Magermilch*
- *1 EL entölter Kakao*
- *1 EL Aceto Balsamico*
- *1 Messerspitze Muskat*

Zubereitung: Das Eiweißpulver (3 EL) zusammen mit dem stillen Mineralwasser oder der Magermilch (jeweils 200 ml) in den Mixer geben. Dann Kakao (1 EL), Aceto Balsamico (1 EL) und Muskat (1 Messerspitze) hinzugeben. Alles zusammen so lange mixen, bis der Drink schön cremig ist.

Wechseldusche: Warm, kalt, warm, kalt

ZWEITES FRÜHSTÜCK

Ein Teller Gemüsesuppe

von Tag 1 der Diät noch eingefroren

Dazu – wie gehabt – eine Tasse ungesüßten Kaffee oder Tee

Wichtig: Wann immer Sie der **Heißhunger** plagt, können Sie auch heute getrost Äpfel, Kiwis, Karotten oder Orangen essen. Rohes Obst und Gemüse ist erlaubt, so viel Sie möchten.

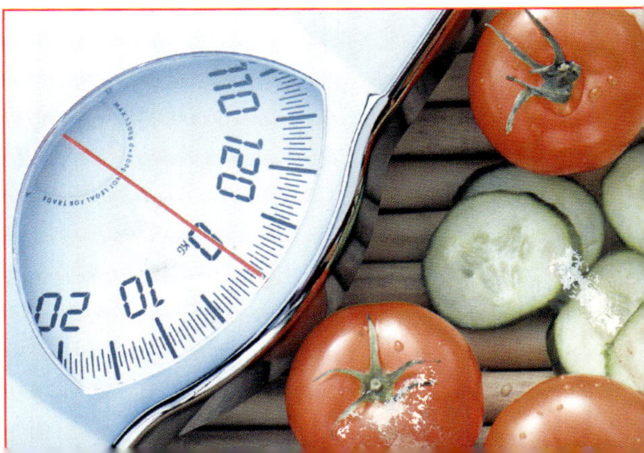

tipp

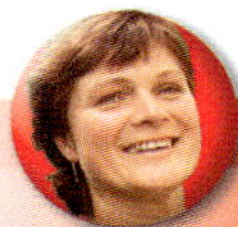

Ich bin begeistert! Ich habe überall abgenommen! Sogar an den Armen und rund um die Hüfte. Bei anderen Diäten habe ich immer nur an den Handgelenken und Oberschenkeln abgenommen.

MITTAGS

Ein Bananen-Eiweiß-Shake

für eine Portion

Zutaten:

- *3 EL Eiweißkonzentrat*
- *150 ml Magermilch (1,5 % Fett)*
- *1 reife Banane*
- *1–2 Blätter Minze und 1 EL Zitronensaft*

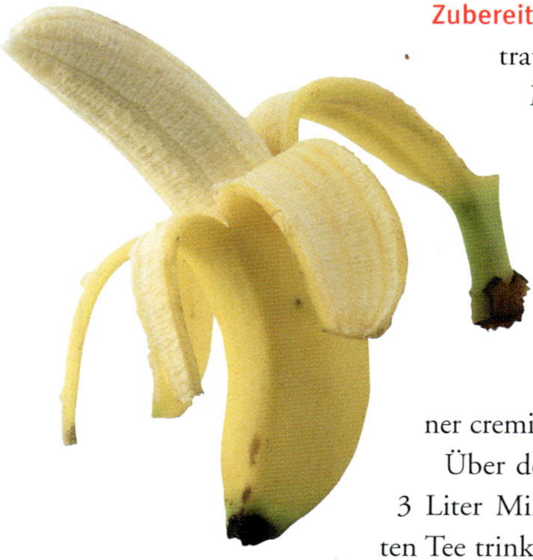

Zubereitung: Das Eiweißkonzentrat (3 EL) zusammen mit der Magermilch (150 ml) in den Mixer geben. Anschließend eine grob gewürfelte Banane, die Minze (1–2 Blätter) und den Zitronensaft (1 EL) hinzufügen. Das Ganze zu einer cremigen Masse mixen.

Über den Tag verteilt mindestens 3 Liter Mineralwasser und ungesüßten Tee trinken.

ABENDS

Ein Bananen-Eiweiß-Shake

Rezept: siehe oben

und dazu einen Möhren-Orange-Cocktail

für 2 Portionen

Zutaten:

- *1 Orange*
- *1 TL Apfelessig*
- *1 TL Weizenkeimöl*
- *100 ml Möhren-Saft*
- *1/4 Liter Kefir*
- *2 Kapseln grüner Kardamom*
- *sowie je nach Geschmack Salz und Pfeffer*

Zubereitung: Die Orange (1 Stück) schälen und würfeln. Anschließend zusammen mit dem Apfelessig (1 TL), dem Weizenkeimöl (1 TL), dem Möhren-Saft (100 ml), dem Kefir (1/4 Liter) und dem Kardamom (2 Kapseln) in den Mixer geben und auf kleiner Stufe gut miteinander vermischen und grob pürieren. Zum Schluss mit Salz und Pfeffer abschmecken.

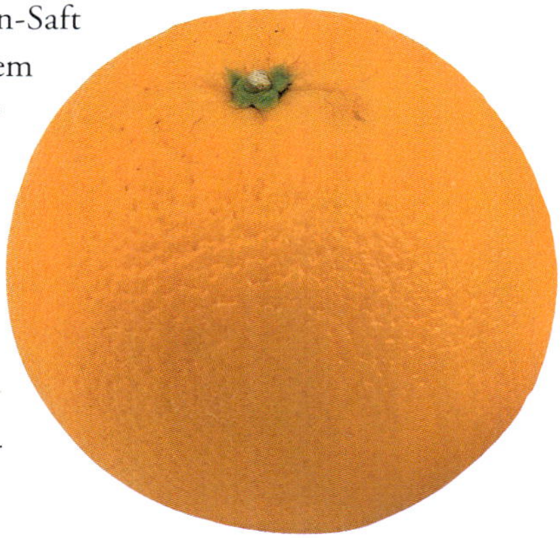

Tipp: Die zweite Portion für den nächsten Tag in einem fest verschließbaren Behältnis im Kühlschrank aufbewahren.

VOR DEM SCHLAFEN GEHEN

Ein Schlummer-Eiweiß-Drink

Rezept: siehe Seite 35

diät-tester fragen:

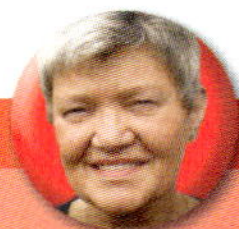

Hildegard Ostertag: ***Mehr als 30 Minuten am Stück konnte ich in der ersten Woche nicht laufen, denn ich habe keine Luft mehr bekommen. Was habe ich falsch gemacht?***

dr. ulrich strunz antwortet:

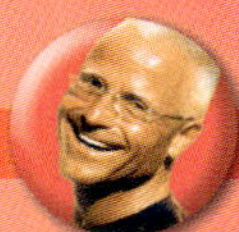

Sind Sie doch mal stolz auf sich! Ich habe in der ersten Woche nicht gleich 30 Minuten am Stück geschafft. Und Joschka Fischer auch nicht. Dabei kann das eigentlich jeder, wenn er weiß, worauf es ankommt. Starten Sie wirklich deutlich langsamer, als Sie könnten, und achten Sie darauf, dass Ihr Oberkörper aufgerichtet bleibt. So können Sie besser durchatmen.

3.Tag – Fettverbrennungstag

Trinken Sie ein Glas (250 ml) stilles Mineralwasser auf nüchternen Magen. Dann schlüpfen Sie in die Sportklamotten: 30 Minuten Bewegung – Ihr Programm.

FRÜHSTÜCK

Ein Fenchel-Honig-Eiweiß-Shake

für eine Portion

Zutaten:
- ⋆ *2 TL Akazienhonig*
- ⋆ *200 ml stilles Mineralwasser oder Magermilch (1,5 % Fett)*
- ⋆ *3 EL Eiweißkonzentrat*
- ⋆ *1 Messerspitze gemahlenes Fenchelpulver*

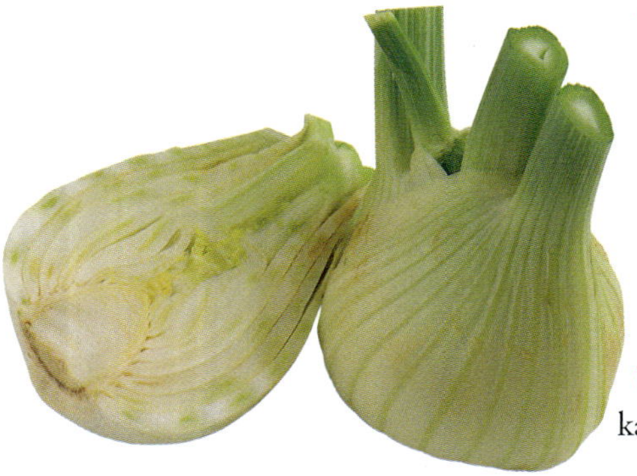

Zubereitung: Das Eiweißkonzentrat (3 EL) zum stillen Mineralwasser bzw. zur Magermilch (jeweils 200 ml) in den Mixer geben. Darunter den Akazienhonig (2 TL) und das Fenchelpulver mischen. Den Drink so lange mixen, bis er schön cremig ist.

Wechseldusche: Warm, kalt, warm, kalt

ZWEITES FRÜHSTÜCK

Ein Teller Tomaten-Lauchsuppe

haben Sie noch in der Tiefkühltruhe eingefroren

Dazu eine Tasse ungesüßten Kaffee oder Tee

Außerdem wichtig: Wenn der **Heißhunger** kommt, können Sie – wie immer – über den Tag verteilt so viele Früchte und rohes Gemüse essen, wie Sie möchten.

MITTAGS

Ein Indischer Limetten-Shake

für eine Portion

Zutaten:

- *3 EL Eiweißkonzentrat*
- *100 g Sojajoghurt*
- *100 ml stilles Mineralwasser*
- *1/2 unbehandelte Limette*
- *2 TL Ahornsirup*
- *1 Messerspitze milder Curry*

Zubereitung: Das Eiweißkonzentrat (3 EL) mit dem Sojajoghurt (100 g) in den Mixer geben. Dazu den Saft 1/2 Limette und davon die abgeriebene Schale. Das Ganze im Mixer auf niedrigster Stufe gut miteinander vermischen. Anschließend den Ahornsirup (2 TL) und den Curry (1 Messerspitze) sowie das stille Mineralwasser (100 ml) hinzufügen und noch einmal kräftig mixen.

Wichtig: Vergessen Sie das *Trinken* nicht! Mindestens 3 Liter Mineralwasser oder ungesüßten Tee über den Tag verteilt.

ABENDS

Ein Indischer Limetten-Shake

Rezept: siehe oben

und dazu noch einen Möhren-Orangen-Cocktail

steht bereits fertig im Kühlschrank vom Vortag

VOR DEM SCHLAFEN GEHEN

Ein Schlummer-Eiweiß-Drink

Rezept: siehe Seite 35

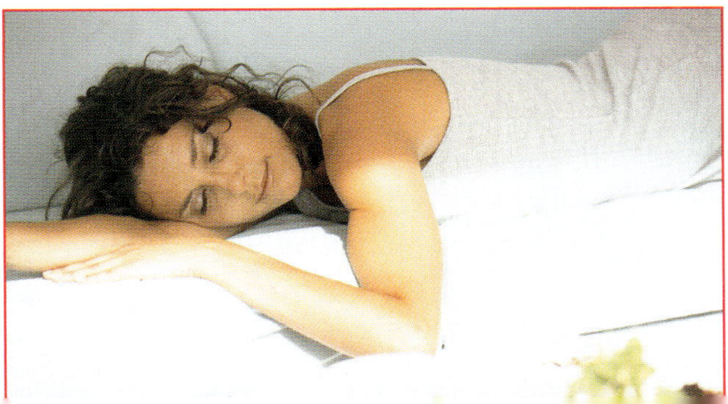

4. Tag – Vitaldiät-Tag

Ab sofort dürfen Sie wieder an jedem zweiten Tag, nämlich an den »Vitaldiättagen«, einmal am Tag eine normale Mahlzeit zu sich nehmen. Je nachdem, ob Sie lieber mittags oder abends warm essen – diese Gerichte können Sie entsprechend miteinander tauschen. Den Eiweißdrink nehmen Sie dann also entweder abends oder morgens zu sich. Und wer trotzdem noch Hunger hat, kann zwei- bis dreimal am Tag zusätzlich einen Eiweißdrink zu sich nehmen oder rohes Obst und Gemüse essen.

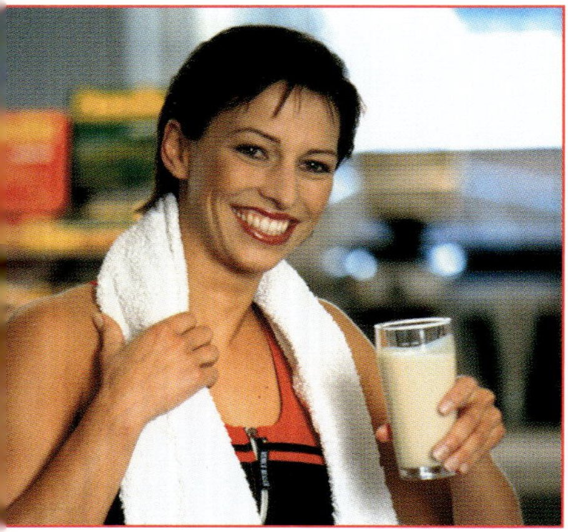

Trinken Sie ein Glas (250 ml) stilles Mineralwasser auf nüchternen Magen. 30 Minuten Bewegung – Ihr Programm.

Wichtig: Über den ganzen Tag verteilt mindestens 3 Liter Mineralwasser oder ungesüßten Grünen Tee oder Roibuschtee trinken.

Vergessen Sie Ihre **Wechseldusche** nicht.

FRÜHSTÜCK

Ein Erdbeer-Kiwi-Salat mit Minze

für eine Portion

Zutaten:

- *150 g Erdbeeren (frisch oder tiefgefroren)*
- *1 Kiwi*
- *1 EL Zitronensaft*
- *1/2 TL Akazienhonig*
- *zwei Zweige frische Minze*

Zubereitung: Zunächst die Erdbeeren (150 g) – falls Sie frische verwenden – waschen, putzen und vierteln (tiefgefrorene Erdbeeren die Nacht zuvor im Kühlschrank auftauen lassen und nur noch vierteln). Danach die Kiwi (1 Stück) schälen und in Scheiben schneiden. Anschließend das Obst in eine Schüssel geben und den Zitronensaft (1 EL) sowie den Honig (1/2 TL) darüber träufeln und alles gut miteinander vermischen. Zum Schluss die Blätter der Minze (2 Zweige) abzupfen, waschen, mit Küchenkrepp trocken tupfen, grob schneiden und über den Salat geben.

MITTAGS

Ein Gurken-Drink

für eine Portion

Zutaten:

- *Zwei Zweige Basilikum*
- *1 kleine Salatgurke (ca. 100 g)*
- *150 ml Buttermilch*
- *3 EL Eiweißkonzentrat*
- *Saft 1/2 Limone*
- *Salz und schwarzer Pfeffer je nach Geschmack*

Zubereitung: Zunächst die Basilikumblätter (von 2 Zweigen) vom Stil zupfen, waschen, trocken tupfen und fein hacken. Dann die Gurke (ca. 100 g) schälen und in Würfel schneiden. Nun das klein gehackte Basilikum, die Gurke, die Buttermilch (150 ml), den Limonensaft sowie das Eiweißkonzentrat (3 EL) in den Mixer geben und alles fein pürieren. Zum Schluss mit Salz und Pfeffer abschmecken.

ABENDS

Sesam-Putenbrust

für eine Portion

Zutaten:

- *50 g Reis (am besten Natur- oder Vollkornreis)*
- *1 Putenbrustfilet (ca.100 g)*
- *2 Tomaten (ca. 120 g)*
- *1 Frühlingszwiebel*
- *1 Knoblauchzehe*
- *2 TL Sojasauce*
- *2 EL Hühnerbrühe (ohne Glutamat)*
- *1/2 TL Honig*
- *1 TL Sesam*
- *etwas Sonnenblumenöl*
- *Salz und Pfeffer je nach Geschmack*

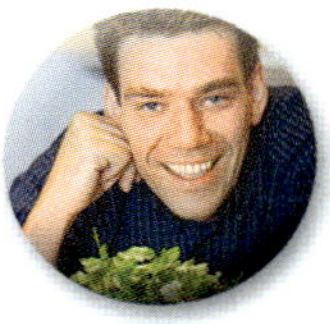

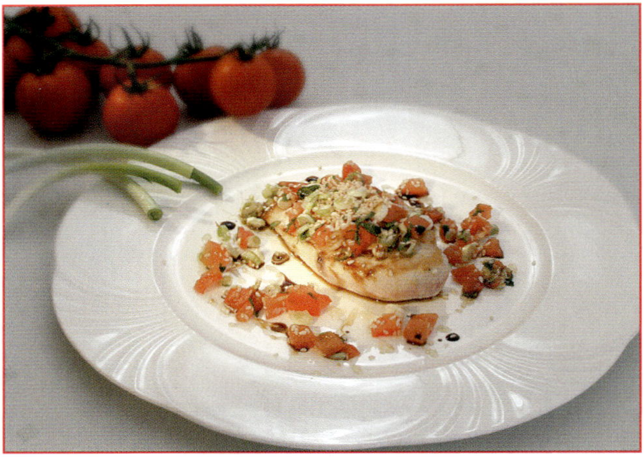

Zubereitung: Zunächst den Reis, wie auf der Verpackung angegeben, zubereiten. Währenddessen das Putenbrustfilet mit kaltem Wasser waschen und trocken tupfen. Dann auf jeder Seite ca. 1/2 bis 1 Minute in einer Teflonpfanne mit etwas Rapsöl scharf anbraten und vom Herd nehmen. Danach die Tomaten (2 Stück) waschen, in dicke Scheiben schneiden und leicht überlappend auf einen feuerfesten Teller legen. Das Putenbrustfilet darauf geben. Nun die Frühlingszwiebel (1 Stück) waschen, putzen und in feine Ringe schneiden. Die Knoblauchzehe schälen und sehr fein würfeln. Beides (Frühlingszwiebel und Knoblauchzehe) über die Putenbrust verteilen. Nun die Hühnerbrühe (2 EL), die Sojasauce (2 TL) und den Honig (1/2 TL) in einer Schüssel miteinander verrühren und mit Salz und Pfeffer abschmecken. Diese Sauce über das Tomaten-Putenbrustfilet geben. Danach mit Sesam (1/2 TL) bestreuen. Jetzt in einem passenden Kochtopf (der Durchmesser sollte etwas kleiner sein als der des Tellers) 2 bis 3 cm hoch Salzwasser aufkochen lassen. Dann den feuerfesten Teller mit dem bereits angerichteten Essen auf den Topf stellen und den Teller mit dem Topfdeckel abdecken. Das Ganze so bei kochendem Wasser ca. 20 Minuten dämpfen. Zum Schluss den Reis dazugeben.

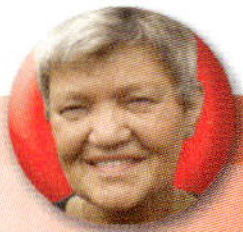

tipp

Ich habe mich richtig auf die zweite Woche gefreut. Denn da gab es endlich wieder richtige, herzhafte Mahlzeiten. Die konnte ich mit großem Genuss essen.

5. Tag – Fettverbrennungstag

Hier gelten dieselben Regeln wie an den Tagen 1 bis 10. Trinken Sie ein Glas (250 ml) stilles Mineralwasser auf nüchternen Magen. Dann schlüpfen Sie in die Sportklamotten: 30 Minuten Bewegung – Ihr Programm.

FRÜHSTÜCK

Ein Vanille-Eiweiß-Shake

für eine Portion

Zutaten:

- *3 EL Eiweißkonzentrat*
- *200 ml stilles Mineralwasser oder Magermilch (1,5 % Fett)*
- *1/4 TL gemahlene Vanilleschoten*
- *1 EL geraspelte Bitterkuvertüre*
- *50 g Bananen*

Zubereitung: Das Eiweißkonzentrat (3 EL) und stilles Mineralwasser oder Magermilch (200 ml) in den Mixer geben. Die gemahlenen Vanilleschoten (1/4 TL), die Bitterkuvertüre (1 EL) und die Banane (50 g) dazu und das Ganze zu einem glatten Drink mixen.

Wechseldusche: Warm, kalt, warm, kalt

Ein Teller Mangoldsuppe. Dazu eine ungesüßte Tasse Kaffee oder Tee

Außerdem wichtig: Immer, wenn der **Hunger** kommt, können Sie über den Tag verteilt so viel Obst und rohes Gemüse essen, wie Sie möchten.

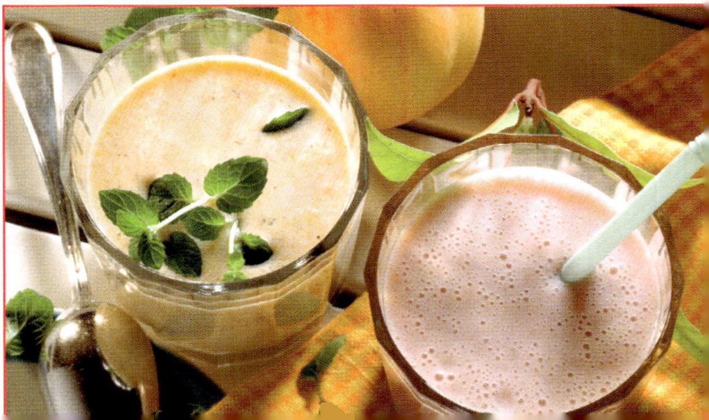

ZWEITES FRÜHSTÜCK

Mangoldsuppe

für 4 Portionen

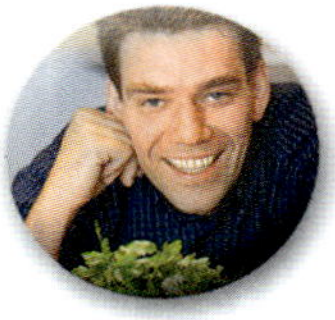

Zutaten:

- *1 Stange Lauch (ca. 300 g)*
- *$^{1}/_{2}$ Gemüsezwiebel*
- *3 Zweige Majoran*
- *1 EL Sonnenblumenöl*
- *$1^{1}/_{4}$ Liter Gemüsebrühe*
- *300 g Mangold*
- *3 TL fettreduzierte Crème fraîche*
- *Salz, Pfeffer, Chili und Muskatnuss*

Zubereitung: Die Mangoldblätter (300 g) gut waschen und mit einem Küchencrepe trocken tupfen. Die Mangoldstiele abschneiden und in kleine Würfel schneiden, die Blätter grob hacken. Anschließend den Lauch (1 Stange) waschen und in feine Ringe schneiden. Die Majoranblätter (3 Zweige) von den Zweigen lösen, waschen und trocken tupfen. Danach die Gemüsezwiebel ($^{1}/_{2}$ Stück) schälen und klein schneiden. Nun die zerkleinerten Mangoldstiele, den Lauch, die Zwiebel und den Majoran in einem Topf mit Sonnenblumenöl (1 EL) ca. 3 Minuten glasig dünsten. Danach die klein gehackten Mangoldblätter dazugeben und kurz mitdünsten. Nun das Ganze mit der erhitzten Gemüsebrühe ($1^{1}/_{4}$ Liter) aufgießen und zugedeckt bei mittlerer Stufe ca. 20 Minuten köcheln lassen. Danach das Ganze mit einem Pürierstab fein pürieren und mit Salz, Pfeffer, Chili und Muskatnuss abschmecken. Die Crème fraîche ($^{3}/_{4}$ TL pro Portion) jeweils erst kurz vor dem Servieren unterrühren.
Wichtig: Die übrigen 3 Portionen einzeln einfrieren.

MITTAGS

Ein Feigen-Vanille-Shake

für eine Portion

Zutaten:

- *3 EL Eiweißkonzentrat*
- *$^{1}/_{8}$ Liter Sojamilch*
- *2 frische reife Feigen*
- *1 TL frischer Zitronensaft*
- *$^{1}/_{4}$ TL gemahlene Vanilleschoten*

Zubereitung: Das Eiweißpulver (3 EL), die Sojamilch (1/8 Liter), die geschälten und zerkleinerten Feigen (2 Stück) zusammen mit dem Zitronensaft (1 TL) und der gemahlenen Vanille (1/4 TL) in den Mixer geben. So lange mixen, bis eine glatte Masse entsteht.

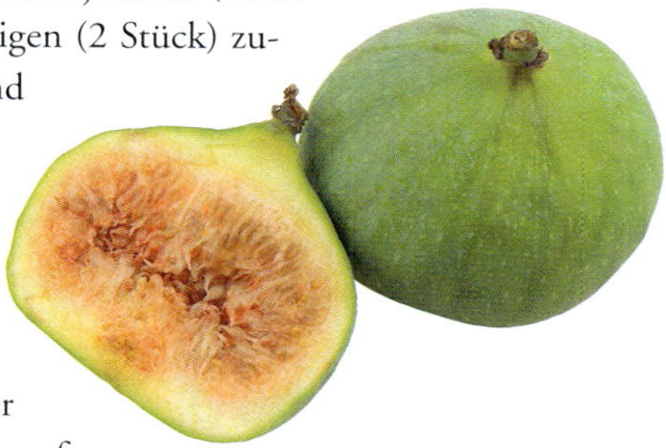

Wichtig: Trinken nicht vergessen, mindestens 3 Liter über den Tag verteilt. Tipp: Peppen Sie das Mineralwasser mit etwas frisch gepresstem Zitronensaft auf. Das darin enthaltene Vitamin C fördert die Fettverbrennung.

ABENDS

Ein Feigen-Vanille-Shake

Rezept: siehe mittags

und dazu ein Radieschen-Shake

für eine Portion

Zutaten:

- *8 Radieschen*
- *1/4 kleine rote Zwiebel (ca. 15 g)*
- *1 TL Apfelessig*
- *1/2 Limone*
- *1/8 Liter Buttermilch*
- *1 Thymianzweig*
- *Salz und Pfeffer*

Zubereitung: Zunächst die Radieschen waschen (ca. 8 Stück), die rote Zwiebel (1/4) schälen. Dann beides in kleine Würfel schneiden. Anschließend den Apfelessig (1 TL), die Buttermilch (1/8 Liter) und den Limonensaft dazugeben und im Mixer miteinander vermischen. Mit Salz und Pfeffer abschmecken und in ein großes Glas füllen. Zum Schluss den Thymian (einen Zweig) waschen, trocken tupfen, die Blätter abzupfen und über den Drink streuen.

VOR DEM SCHLAFEN GEHEN

Ein Schlummer-Eiweiß-Drink

Rezept: siehe Seite 35

6. Tag – Vitaldiät-Tag

Sie können – je nach Belieben – die Rezepte für den Mittag und den Abend untereinander tauschen. Je nachdem, ob Sie lieber abends oder mittags warm essen. Wer zwischendurch Hunger bekommt, kann zusätzlich zwei- bis dreimal am Tag einen Eiweißdrink zu sich nehmen oder so viel rohes Obst und Gemüse essen, wie er möchte.

Trinken Sie ein Glas (250 ml) stilles Mineralwasser auf nüchternen Magen. Dann schlüpfen Sie in die Sportklamotten: 30 Minuten Bewegung – Ihr Programm.

FRÜHSTÜCK

Hirsebrei mit Aprikosen

für eine Portion

Zutaten:

- *30 g Hirse*
- *150 g frische Aprikosen*
- *50 g Dickmilch (3,5 % Fett)*
- *2 EL ungezuckerten Orangensaft*
- *1 Messerspitze Zimt*

Zubereitung: Die Hirse (30 g) in einem feinen Sieb heiß abspülen und in 60 ml erhitztem Mineralwasser aufkochen lassen und zugedeckt bei kleinster Stufe ca. 10 Minuten quellen

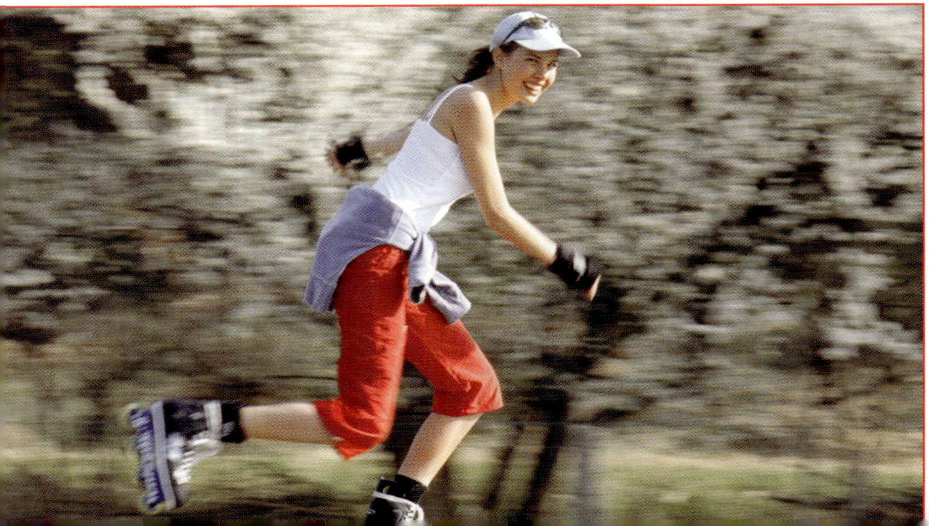

lassen. Währenddessen die Aprikosen waschen, schälen, entsteinen und würfeln. Die Hirse vom Herd nehmen, die Dickmilch (50 g), den ungezuckerten Orangensaft (2 EL) und den Zimt (1 Messerspitze) unterrühren. Zum Schluss die Aprikosenstücke unterheben.

Wechseldusche: Warm, kalt, warm, kalt

MITTAGS

Ein Kiwi-Grapefruit-Shake

für eine Portion

Zutaten:

- *3 EL Eiweißkonzentrat*
- *1 Kiwi (100 g)*
- *150 ml ungesüßter Grapefruitsaft*
- *1 Minzezweig*
- *2 TL frischer Zitronensaft*
- *2 TL Ahornsirup*
- *ein Schuss Mineralwasser*

Zubereitung: Zunächst die Kiwi (1 Stück) schälen und in Scheiben schneiden. Danach zusammen mit dem Grapefruitsaft (150 ml), dem Zitronensaft (2 TL), dem Ahornsirup (2 TL), dem Eiweißkonzentrat (3 EL) und einem Schuss Mineralwasser in den Mixer geben. Auf kleinster Stufe so lange durchmischen, bis der Drink schön cremig ist.

ABENDS

Kräuter-Spaghetti mit Pinienkernen

für eine Portion

Zutaten:

- *60 g Vollkornspaghetti (oder Spaghetti aus Hartweizengrieß)*
- *30 g gemischte Kräuter (z. B. Basilikum, Thymian, Rosmarin)*
- *1 Frühlingszwiebel*
- *1 kleine Knoblauchzehe*
- *2 TL Pinienkerne*
- *2 TL Olivenöl*
- *1 EL geriebener Parmesan*
- *sowie je nach Geschmack Salz und Pfeffer*

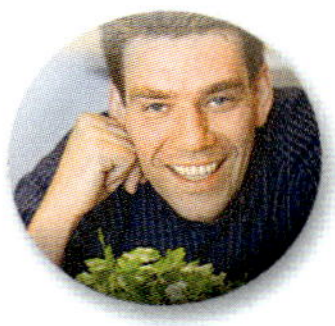

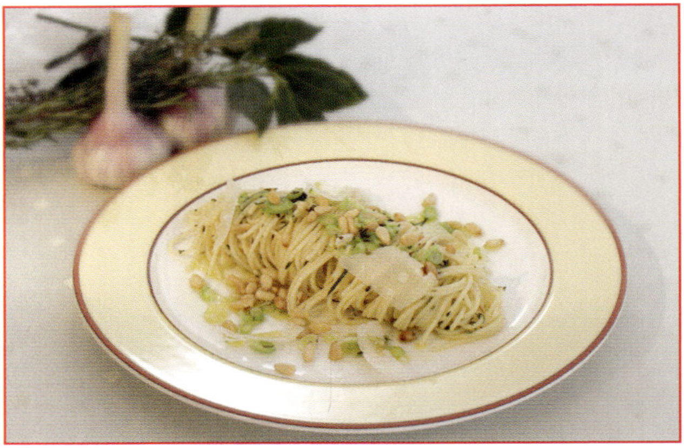

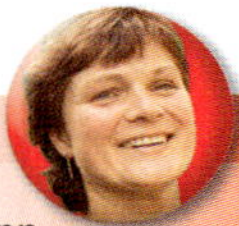

tipp

Mein Mann hat mich für das Laufen in den ersten beiden Wochen oft »ausgesetzt«. Also er hat mich mit dem Auto ein paar Kilometer von zu Hause weggefahren, und ich musste von dort aus zurücklaufen. Somit hatte ich gar keine Chance abzukürzen oder weniger zu laufen. Das hat mir geholfen, meinen inneren Schweinehund zu überwinden.

Zubereitung: Die Nudeln (60 g) in einem Liter kochendem Salzwasser wie auf der Verpackung angegeben »al dente« kochen. Währenddessen die Kräuter (30 g) waschen, trocken tupfen, die Stiele entfernen und klein hacken. Danach die Frühlingszwiebel (1 Stück) und die Knoblauchzehe (1 Stück) schälen und fein würfeln. Dann in einer Teflonpfanne ohne Fett die Pinienkerne (2 TL) goldbraun rösten, aus der Pfanne nehmen und abkühlen lassen. Anschließend in der Pfanne das Rapsöl (2 TL) erhitzen und die bereits geschnittenen Frühlingszwiebel- und Knoblauchwürfel glasig dünsten. Die klein gehackten Kräuter dazugeben und mit Salz und Pfeffer abschmecken. Nun die fertigen, abgeschütteten und abgetropften Nudeln in die Pfanne dazugeben und mit der Sauce vermischen. Die Spaghetti auf dem Teller anrichten und mit den Pinienkernen und dem geriebenen Parmesan (1 EL) bestreuen.

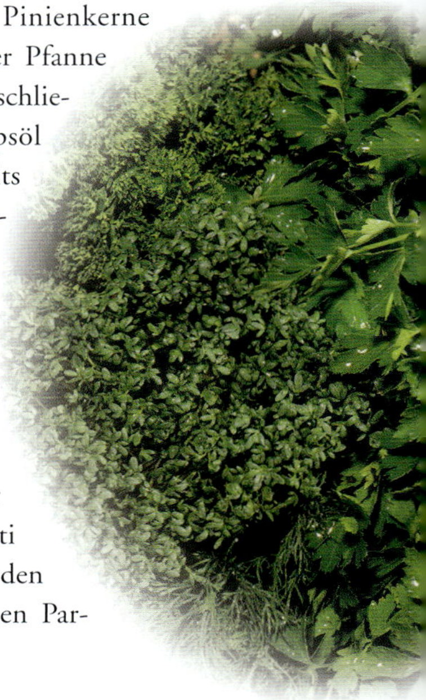

7. Tag – Fettverbrennungstag

Trinken Sie ein Glas (250 ml) stilles Mineralwasser auf nüchternen Magen. Dann schlüpfen Sie in die Sportklamotten: 30 Minuten Bewegung – Ihr Programm.
Wichtig: Über den ganzen Tag verteilt mindestens 3 Liter Mineralwasser oder ungesüßten Grünen Tee oder Roibuschtee trinken.

FRÜHSTÜCK

Ein Kokos-Eiweiß-Shake

für eine Portion

Zutaten:
- ★ *3 EL Eiweißkonzentrat*
- ★ *200 ml stilles Mineralwasser oder Magermilch (1,5 % Fett)*
- ★ *1 EL fettfreie Kokosmilch*
- ★ *1/4 Banane*
- ★ *1 EL Limonensaft*

Zubereitung: Das Eiweißkonzentrat (3 EL) zusammen mit stillem Mineralwasser oder der Magermilch (200 ml) in den Mixer geben. Die Kokosmilch (1 EL) dazu, die Banane (1/4 Stück) und den Limonensaft (1 EL). Das Ganze so lange mixen, bis der Drink schön cremig ist.
Wechseldusche: Warm, kalt, warm, kalt

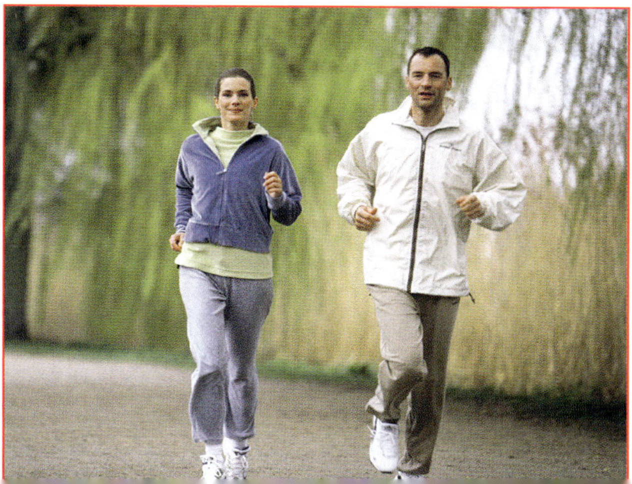

ZWEITES FRÜHSTÜCK

Ein Teller Bohnen-Pesto-Suppe

für 4 Portionen

Dazu eine Tasse ungesüßten Kaffee oder Tee

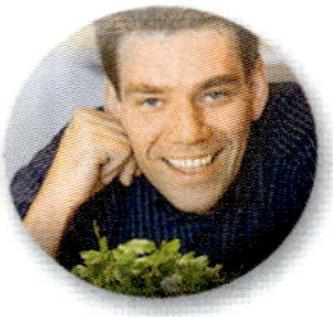

Zutaten:

- *400 g frische grüne Bohnen*
- *4 Möhren*
- *4 Schalotten*
- *2 Knoblauchzehen*
- *1 Liter Gemüsebrühe (ohne Glutamat)*
- *1 TL Sonnenblumenöl*
- *400 g weiße Bohnen (frisch oder tiefgefroren)*
- *1 TL gehackter Rosmarin und 1 Zweig Basilikum sowie Salz und Pfeffer je nach Geschmack*

Zubereitung: Zuerst die Bohnen (400 g) waschen, putzen und in etwa 5 cm lange Stücke schneiden. Dann die Möhren (4 Stück) putzen, schälen und in dünne Scheiben schneiden. Die Schalotte (4 Stück) und den Knoblauch (2 Stück) schälen und fein würfeln. Nun das Sonnenblumenöl (1 TL) in einem Topf erhitzen, die bereits gewürfelten Zwiebeln, den Knoblauch und die Möhren darin 1 bis 2 Minuten dünsten. Danach mit der Gemüsebrühe (1 Liter) auffüllen, aufkochen und die bereits geschnittenen grünen Bohnen dazugeben. Bei geschlossenem Deckel auf mittlerer Stufe etwa 7 Minuten garen. Dann weiße Bohnen (400 g) einrühren und mit Rosmarin (1 TL) und je nach Geschmack mit Salz und Pfeffer würzen. Zum Schluss noch 5 Minuten weiterköcheln lassen und nach dem Anrichten im Teller das Pesto (1 TL pro Portion) obendrauf geben und kurz vor dem Verzehren verrühren.

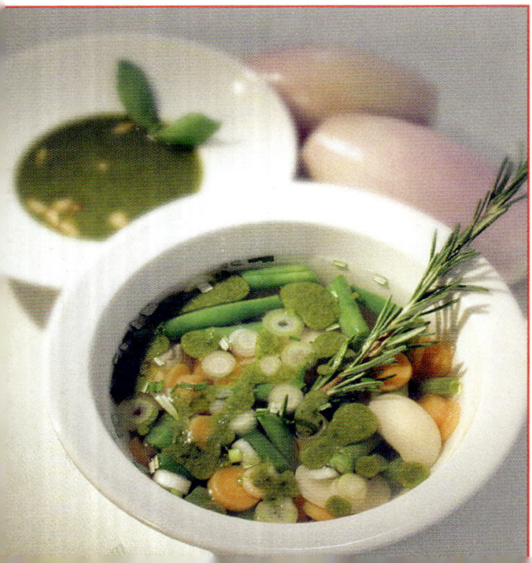

Wichtig: Frieren Sie sich die anderen drei Portionen jeweils einzeln ein.

MITTAGS

Ein Apfel-Nuss-Molke-Shake

für eine Portion

Zutaten:

- *150 ml Molke*
- *1 EL Apfeldicksaft*
- *3 EL geröstete Wal- und Haselnüsse*
- *3 EL Eiweißkonzentrat*
- *1/2 säuerlichen Apfel*
- *1 TL frischer Zitronensaft*
- *1 EL Honig*

Zubereitung: Das Eiweißkonzentrat (3 EL) zusammen mit der Molke (150 ml), dem Apfeldicksaft (1 EL), den klein gehackten Nüssen (3 EL), dem Zitronensaft (1 TL), einem halben klein geschnittenen Apfel (gewaschen und entkernt) und dem Honig (1 EL) in den Mixer geben. Alles auf kleinster Stufe zu einem glatten Drink mixen.

ABENDS

Ein Apfel-Nuss-Molke-Shake

Rezept: siehe oben

und einen Möhren-Sellerie-Drink

für eine Portion

Zutaten:

- *1 EL frischer Zitronensaft*
- *50 ml ungewürzter Karottensaft*
- *100 g Staudensellerie*
- *1/8 Liter Buttermilch*
- *Salz und Pfeffer*

Zubereitung: Zunächst die Sellerie (ca. 100 g) schälen und fein reiben. Dann in den Mixer geben, zusammen mit dem Zitronensaft (1 EL), dem Karottensaft (50 ml) und der Buttermilch (1/8 Liter) alles zu einem glatten Drink mixen und zum Schluss mit Salz und Pfeffer abschmecken.

VOR DEM SCHLAFEN GEHEN

Ein Schlummer-Eiweiß-Drink

Rezept: siehe Seite 35

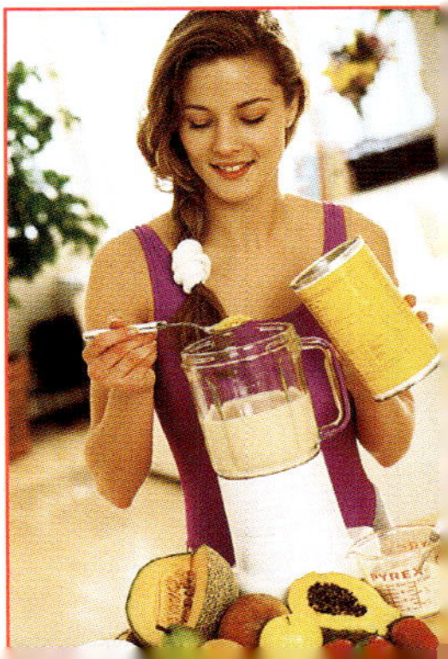

Einkaufsliste für Diätwoche 3

Aus dem Supermarkt:

- 21 Liter stilles Mineralwasser oder 2 Packungen loser Grüner Tee oder Roibuschtee
- 25 ml ungesüßter Johannisbeersaft (Direktsaft oder 100 % Fruchtsaft)

- 300 ml ungesüßter Apfelsaft (Direktsaft oder 100 % Fruchtsaft)
- 75 ml Orangensaft (Direktsaft oder 100 % Fruchtsaft) oder frische Orangen zum Auspressen
- 75 ml ungewürzter und ungesüßter Tomatensaft
- 100 ml ungewürzter und ungesüßter Karottensaft

- 1 Liter Magermilch, 1,5 % Fett oder ungesüßte Sojamilch
- 50 g körniger Frischkäse (20 % Fett)
- 50 g fettarmer Frischkäse (6–8 % Fett)
- 60 g fester frischer Schafskäse (Feta)
- 100 ml Sahne

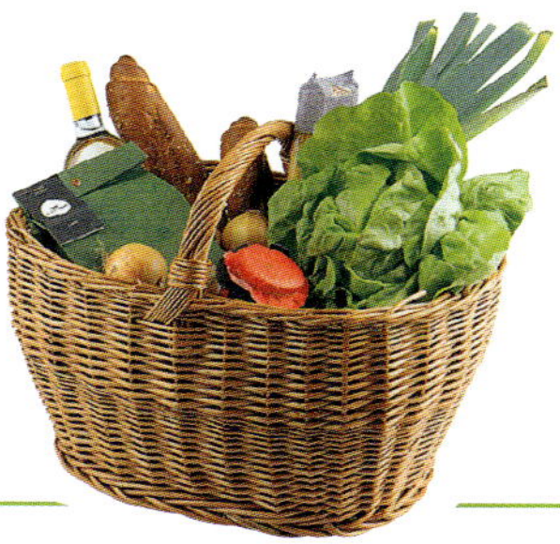

- 400 ml Buttermilch (1,5 % Fett)
- 475 g Magermilchjoghurt (1,5 %)
- 375 ml Kefir
- 300 ml ungesüßte Sojamilch
- 1 kleine Dose fettfreie und ungesüßte Kokosmilch (z.B. »Creamed Coconut«)
- 1 Ei

- 150 g Heilbuttfilet (frisch oder tiefgefroren)
- 100 g Tiefseegarnelen (frisch oder tiefgefroren)
- 80 g Hähnchenbrustfilet (frisch oder tiefgefroren)
- 40 g gemischte Beeren (frisch oder tiefgefroren)
- 75 g Brombeeren (frisch oder tiefgefroren)

- 3 Nektarinen
- 3 kleine säuerliche Äpfel (z. B. Braeburn)
- 3 Orangen
- 1 rosa Grapefruit
- 75 g blaue Tafeltrauben mit Kernen
- 1 Birne
- 1 kleine Banane (75 g)
- 2 Mango (je 130 g)
- 1 Pfirsich
- 1 weiche Avocado (ca. 80 g)

- 4 unbehandelte Zitronen
- 3 Limetten
- 1 Karotte
- 3 kleine Kartoffeln (ca. 150 g)
- 1 kleine Knollensellerie (ca. 100 g)
- 1 Kopf Weißkohl (500 g)

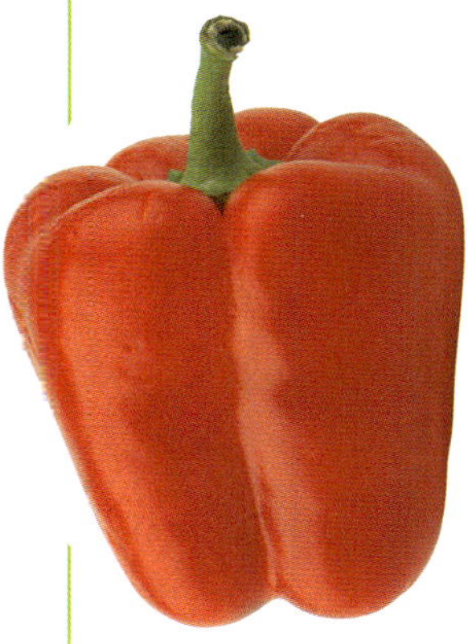

- 3 Stangen Staudensellerie
- 3 frische Fenchel
- 4 Strauchtomaten
- 1 Tomate (70 g)
- 1 Zwiebel
- 2 Zucchini (180 g)
- 2 rote Paprika
- 1 gelbe Paprika (ca. 100 g)
- 1 Broccoli (200 g)
- 1 Schalotte
- 30 g Rucola
- 1 Salatgurke (ca. 120 g)
- 1 Scheibe Vollkornschrotbrot (ca. 60 g)
- 1 Scheibe Pumpernickel
- 1 kleines Päckchen Parboiled-Naturreis (50 g)
- 1 Päckchen Vollkorn-Haferflocken
- 1 Päckchen gehackte Haselnüsse
- 1 Päckchen Korinthen
- 1 Päckchen Cashewkerne

Aus dem Reformhaus:

- 1 kleine Flasche Birnendicksaft
- 25 ml Aprikosen-Muttersaft
- 1 kleines Päckchen Hefe-Extrakt
- 60 ml Hühnerbrühe, glutamatfrei
- 2 Liter körnige Gemüsebrühe, glutamatfrei

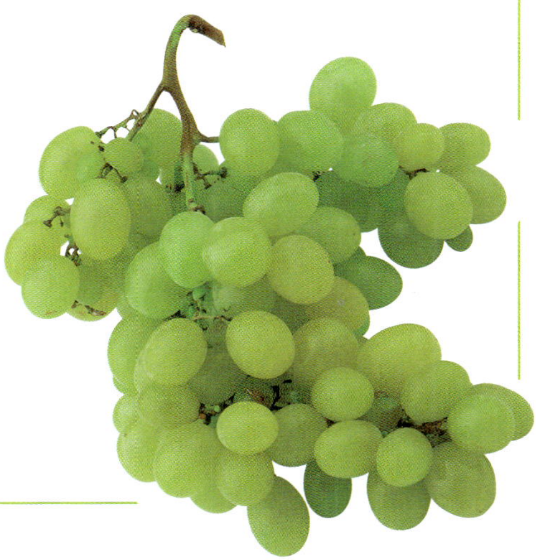

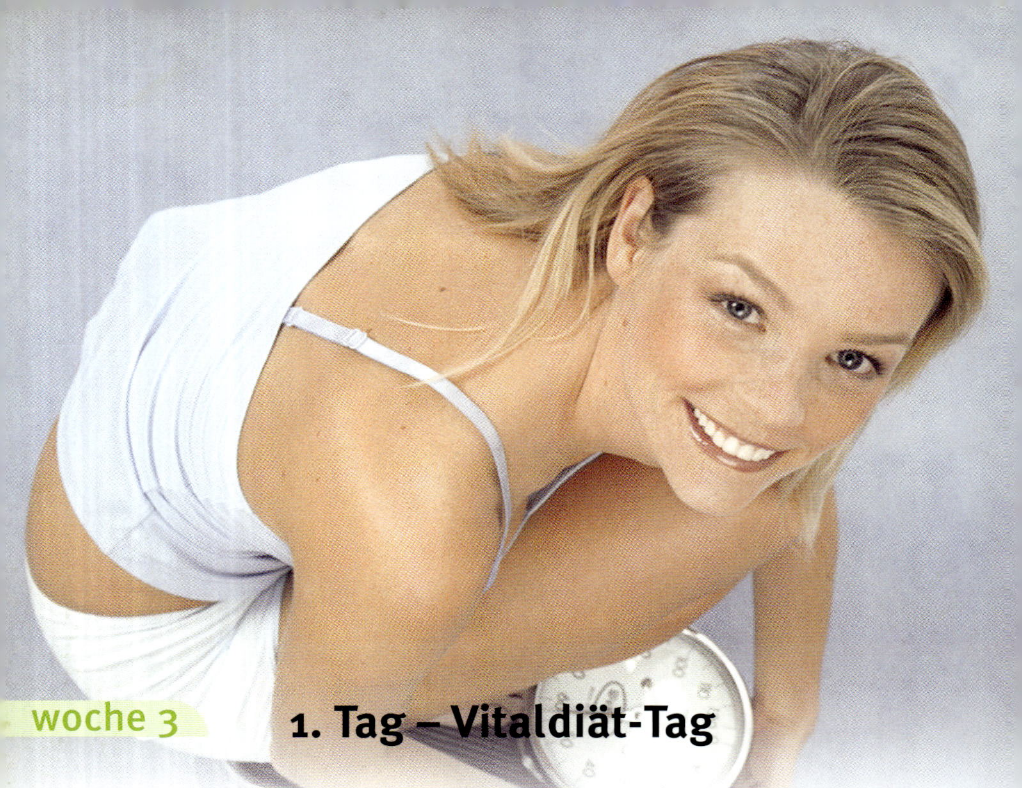

woche 3

1. Tag – Vitaldiät-Tag

Die Rezepte für den Mittag und den Abend können Sie wieder miteinander tauschen. Wer Hunger hat, darf sich zwei bis drei Eiweiß-Shakes am Tag zusätzlich mixen und so viel rohes Obst und Gemüse essen, wie er möchte.

Trinken Sie ein Glas (250 ml) stilles Mineralwasser auf nüchternen Magen. Dann schlüpfen Sie in die Sportklamotten: 30 Minuten Bewegung – Ihr Programm. Wechseldusche nicht vergessen.

FRÜHSTÜCK

Nektarinen-Pumpernickel

für eine Portion

Zutaten:

- *50 g körniger Frischkäse (20 % Fett)*
- *1 TL Honig*
- *1 Scheibe Pumpernickel*
- *1 Nektarine*
- *2 Tropfen roter Tabasco*
- *ein 1 TL gehackte Pinienkerne*

Zubereitung: Den Hüttenkäse (50 g) mit dem Honig (1 TL) und 2 Tropfen Tabasco gut verrühren, das Ganze auf die Pumpernickelscheibe streichen. Dann die Nektarine schälen und in Spalten teilen, auf die Pumpernickelscheibe legen und mit den Pinienkernen (1 TL) bestreuen.

MITTAGS

Apfel-Sanddorn-Shake

für eine Portion

Zutaten:

- *3 EL Eiweißkonzentrat*
- *75 ml ungesüßter Orangensaft*
- *1 kleiner säuerlicher Apfel*
- *1 EL frischer Zitronensaft*
- *1 Karotte*
- *1 TL Sanddornmark (mit Honig gesüßt)*

Zubereitung: Zunächst den Apfel (1 Stück) schälen, vierteln und entkernen. Die Karotte (1 Stück) ebenfalls schälen. Danach die Apfelstücke und die Karotte raspeln und in den Mixer geben. Mit dem Zitronensaft (1 EL) beträufeln. Nun Orangensaft (75 ml), das Sanddornmark (1 TL) und das Eiweißkonzentrat (3 EL) mit dazugeben. Alles zu einem glatten Drink mixen.

extra STERNE TIPP

Sanddornmark ist eine echte Vitamin-C-Bombe. Und dieses Vitamin kurbelt zusätzlich die Fettverbrennung an und lässt die Pölsterchen auf den Hüften schneller schmelzen.

ABENDS

Heilbutt mit Sellerie

für eine Portion

Zutaten:

- *3 kleine neue Kartoffeln (zusammen etwa 150 g)*
- *150 g Heilbuttfilet*
- *1 TL frischer Zitronensaft*
- *1/4 kleine Knollensellerie (etwa 100 g)*
- *3 Zweige Petersilie*
- *2 TL Vollkorn-Semmelbrösel*
- *1 Eigelb, 1 EL Sahne*
- *1/2 TL Senf*
- *Salz und Pfeffer*
- *etwas Sonnenblumenöl*

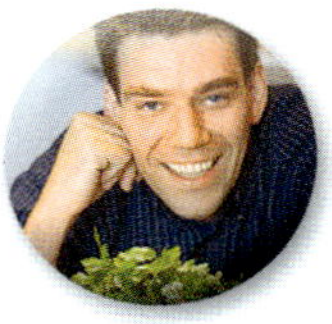

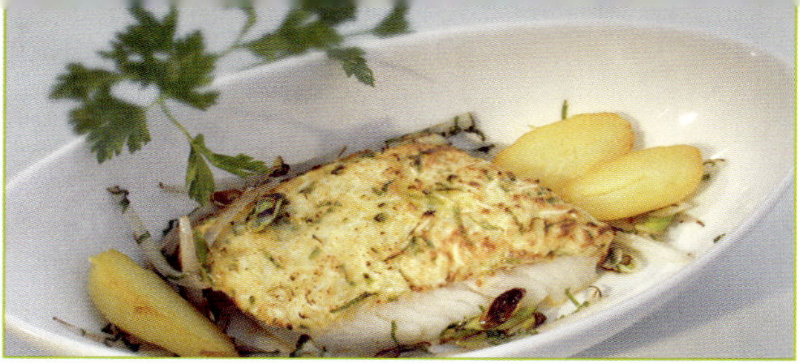

Zubereitung: Die Kartoffeln (150 g) in zunächst kochendem Salzwasser 20 Minuten bei mittlerer Hitze köcheln lassen. Das Heilbuttfilet (150 g) mit kaltem Wasser abwaschen, trocken tupfen, mit Zitronensaft (1 TL) beträufeln und mit etwas Salz und Pfeffer würzen. Jetzt den Backofen auf 220 Grad (Gas Stufe 4, Umluft 200 Grad) vorheizen. Währenddessen die Gemüsemischung zubereiten. Dazu die Sellerie (1/4 Knolle) waschen, schälen und fein raspeln. Die Petersilie (3 Zweige) waschen und fein hacken. Das Ganze mit den Semmelbröseln (2 TL), dem Eigelb (1 Stück) und der Sahne (1 EL) vermischen, mit Pfeffer und Salz abschmecken. Das Fischfilet dann mit dem Senf (1/2 TL) und der fertigen Gemüsemischung bestreichen. Nun eine kleine Gratinform mit etwas Sonnenblumenöl auspinseln und den bestrichenen Fisch hineinlegen. 15 bis 20 Minuten in den vorgeheizten Backofen geben. Die Kartoffeln pellen und dazu servieren.

extra STERNE TIPP

Frischer Seefisch ist nicht nur ein wertvoller und schmackhafter Eiweißlieferant. Er versorgt Ihren Körper auch mit Omega-3-Fettsäuren und Jod für eine funktionierende Energie-Fabrik, die Schilddrüse.

diät-tester fragen:

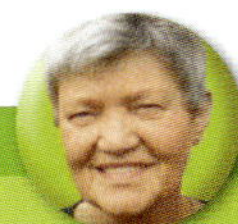

Hildegard Ostertag: ***Im Geschäft habe ich keinen Heilbutt bekommen. Welchen Fisch kann ich stattdessen kaufen?***

dr. ulrich strunz antwortet:

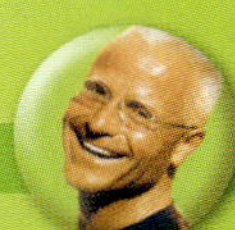

Viele, viele Fischsorten sind gesund. Freilich sollte man wissen, dass der Seefisch deutlich mehr gesunde Fettsäuren enthält als der Süßwasserfisch. Auch schenkt Ihnen der Seefisch mehr von dem so wertvollen Jod, das Ihren Stoffwechsel ankurbelt.

2. Tag – Fettverbrennungstag

Trinken Sie ein Glas (250 ml) stilles Mineralwasser auf nüchternen Magen. Dann schlüpfen Sie in die Sportklamotten: 30 Minuten Bewegung – Ihr Programm.
Wichtig: Über den ganzen Tag verteilt mindestens 3 Liter Mineralwasser oder ungesüßten Grünen Tee oder Roibuschtee trinken.

FRÜHSTÜCK

Ein Ahornsirup-Eiweiß-Shake

für eine Portion

Zutaten:

- *3 EL Eiweißkonzentrat*
- *200 ml stilles Mineralwasser oder Magermilch*
- *1/2 Limone*
- *2 TL Ahornsirup*
- *1 Messerspitze Muskat*

Zubereitung: Das Eiweißkonzentrat (3 EL) mit stillem Mineralwasser oder Magermilch (200 ml) in den Mixer geben. Dazu den Saft einer 1/2 Limone, den Ahornsirup (2 TL) und das Muskat (1 Messerspitze) geben und alles zu einem glatten Drink mixen.
Wechseldusche: Nach dem Frühstück unter die Dusche, abwechselnd warm und kalt duschen, das trainiert den Kreislauf und die Gefäße.

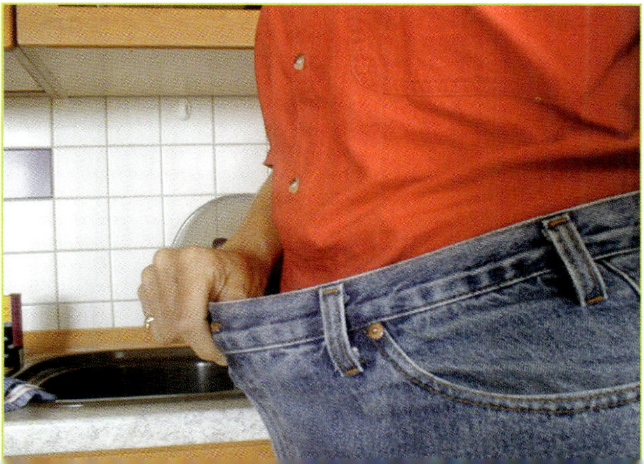

ZWEITES FRÜHSTÜCK

Ein Teller Kohlsuppe

für 4 Portionen

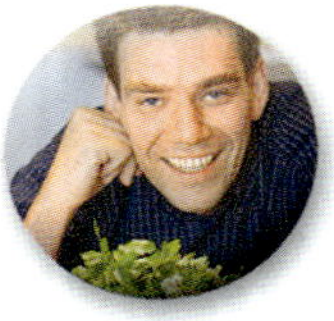

Zutaten:

- *500 g Weißkohl*
- *3 Stangen Staudensellerie*
- *je 1 rote Paprikaschote*
- *2 junge Fenchel*
- *4 Tomaten*
- *1 Zwiebel*
- *2 EL Aceto Balsamico*
- *2 EL Sonnenblumenöl*
- *$1^1/_4$ Liter Gemüsebrühe (ohne Glutamat)*
- *je nach Geschmack Salz, Pfeffer und Kümmel*

dazu eine Tasse ungesüßten Kaffee oder Tee

Zubereitung: Den Weißkohl (500 g), die Staudensellerie (3 Stangen), die Paprikaschoten (1 Stück) und den Fenchel (2 Stück) waschen, putzen und in dünne Streifen schneiden. Anschließend die Zwiebel (1 Stück) schälen und würfeln. Das Sonnenblumenöl (2 EL) in einem Topf erhitzen und das bereits in Streifen geschnittene Gemüse darin glasig andünsten. Nun mit der zuvor erhitzten Gemüsebrühe ($1^1/_4$ Liter) und dem Aceto Balsamico (2 EL) aufgießen und zugedeckt 20 Minuten bei mittlerer Flamme kochen lassen. In der Zwischenzeit die Tomaten (4 Stück) mit heißem Wasser über-

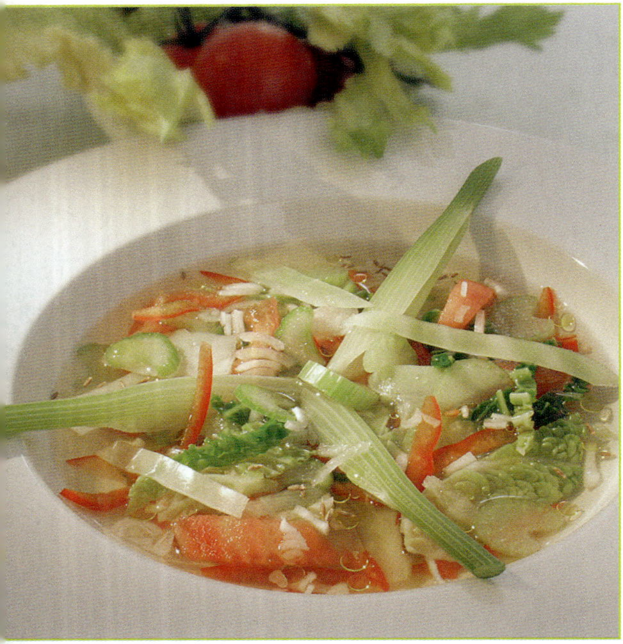

brühen, abschrecken, häuten, achteln und zur Gemüsebrühe geben. Das Ganze weitere 5 Minuten bei mittlerer Stufe kochen lassen. Zum Schluss mit Salz und Pfeffer abschmecken.

Wichtig: Die übrige Suppe in drei Portionen teilen und entsprechend einfrieren für die nächsten Tage.

Außerdem: Bei Heißhungerattacken können Sie so viel rohes Obst und Gemüse knabbern, wie Sie möchten. Und natürlich trinken nicht vergessen, über den Tag verteilt 3 Liter Mineralwasser oder ungesüßten Tee.

extra STERNE TIPP

Kümmel macht Weißkohl und andere Kohlsorten leichter verdaulich. Das Gewürz verhindert Verdauungsprobleme und Blähungen.

MITTAGS

Ein Nektarinen-Eiweiß-Shake

für eine Portion

Zutaten:

- *1 Nektarine*
- *1 EL frischer Zitronensaft*
- *50 ml Karottensaft*
- *3 EL Eiweißpulver*
- *1/8 Liter Buttermilch (1,5 % Fett)*

Zubereitung: Die Nektarine (1 Stück) schälen und in Scheiben teilen. Danach zusammen mit dem Zitronensaft (1 EL), Karottensaft (50 ml), Buttermilch (1/8 Liter) und dem Eiweißpulver (3 EL) in den Mixer geben und kräftig durchrühren. Tipp: Einen großen Anteil der weißen Haut von der Nektarine nicht entfernen.

Der Grund: Darin stecken nämlich Flavonoide, die die Wirkung des Vitamin C verstärken.

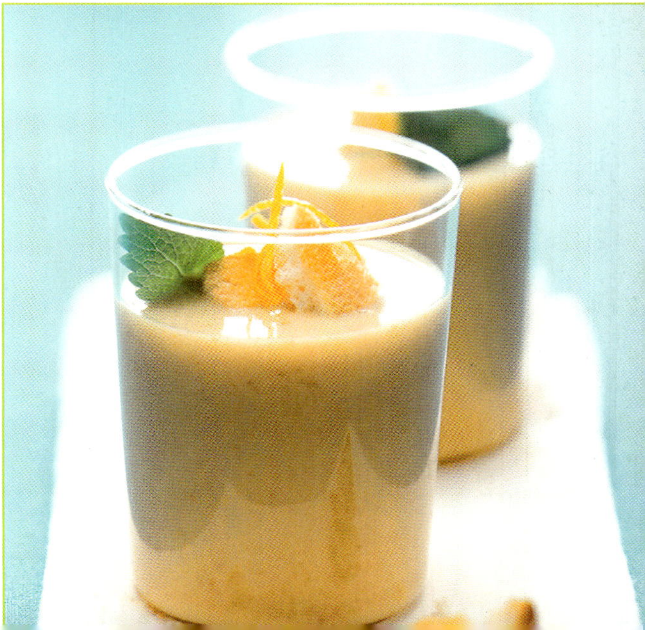

ABENDS

Ein Nektarinen-Eiweiß-Shake

Rezept: siehe Seite 79

und dazu einen Multivitamin-Mix

für eine Portion

Zutaten:

- *100 ml Magermilch (1,5 % Fett)*
- *25 ml ungesüßter Johannisbeersaft*
- *25 ml Aprikosen-Muttersaft*
- *Saft einer frischen Orange*
- *1 EL frischer Zitronensaft*
- *1 TL Ahornsirup*
- *1 TL Rapsöl*
- *1/2 EL Haferkleie*

Zubereitung: Zunächst die Magermilch (100 ml) mit dem Johannisbeersaft (25 ml), dem Aprikosen-Muttersaft (25 ml) und dem Saft einer ausgepressten Orange in den Mixer geben und miteinander verrühren. Dann den Zitronensaft (1 EL), den Ahornsirup (1 TL), das Rapsöl (1 TL) und die Haferkleie (1/2 EL) dazugeben und erneut kurz durchmixen.

VOR DEM SCHLAFEN GEHEN

Ein Schlummer-Eiweiß-Drink

Rezept: siehe Seite 35

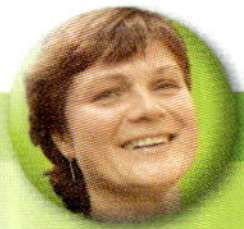

tipp

Wenn ich für meine Familie gekocht habe, habe ich mir währenddessen immer einen Kaffeelöffel in den Mund gesteckt. So hatte ich etwas auf der Zunge und keine Hungergefühle und habe so auch der Versuchung, etwas zu naschen, widerstanden. Außerdem habe ich immer darauf geachtet, dass meine Hände beim Kochen sauber waren, so habe ich sie nie abgeleckt.

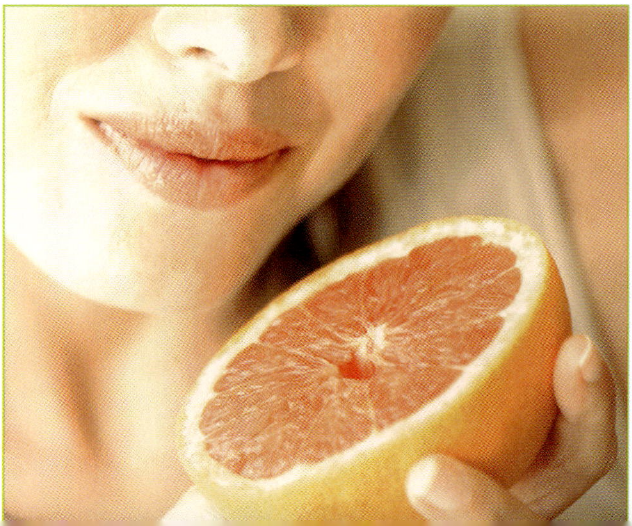

3. Tag – Vitaldiät-Tag

Sie können wieder die jeweiligen Rezepte für Mittag und Abend miteinander tauschen. Je nachdem, ob Sie lieber mittags oder abends warm essen. Wer am Tag trotzdem noch Hunger hat, kein Problem. Zwei bis drei zusätzliche Eiweißdrinks sind erlaubt – und natürlich so viel rohes Obst und Gemüse, wie Sie möchten, z. B. Äpfel oder in Streifen geschnittene Paprika als Bürosnack.

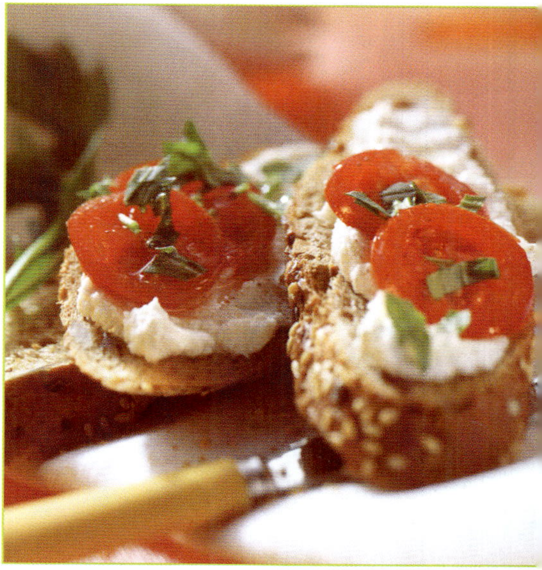

Ein Glas (250 ml) stilles Mineralwasser auf nüchternen Magen. 30 Minuten Bewegung – Ihr Programm.

Wichtig: Über den ganzen Tag verteilt mindestens 3 Liter Mineralwasser oder ungesüßten Grünen Tee oder Roibuschtee trinken.

FRÜHSTÜCK

Tomatenbrot mit Sesam

für eine Portion

Zutaten:

- *1 TL Hefe-Extrakt (aus dem Reformhaus)*
- *1 Scheibe Vollkornschrotbrot (etwa 60 g)*
- *1 Tomate (etwa 70 g)*
- *1 TL Sesam*
- *etwas Salz und Pfeffer*
- *3 TL fettreduzierter Frischkäse (6–8 % Fett)*
- *1/2 Apfel*

Zubereitung: Den Frischkäse (3 TL) mit dem Hefe-Extrakt (1 TL) glatt rühren und auf das Brot (1 Scheibe Vollkornschrotbrot) streichen. Die Tomate (1 Stück) und den Apfel

(1/2 Stück) waschen, in dünne Scheiben schneiden und auf die bestrichene Brotscheibe legen. Nach Geschmack leicht salzen und pfeffern. Den Sesam in einer Pfanne ohne Fett rösten und auf das Brot streuen.

Wechseldusche: Warm, kalt, warm, kalt

MITTAGS

Ein Trauben-Eiweiß-Shake

für eine Portion

Zutaten:

- *1 Orange*
- *100 g Magermilchjoghurt (1,5 % Fett)*
- *75 g Tafeltrauben*
- *3 EL Eiweißkonzentrat*
- *1 Messerspitze Zimt*

Zubereitung: Die Tafeltrauben (75 g) waschen, von den Zweigen zupfen und halbieren. Dann den Saft einer Orange dazugeben und im Mixer alles zusammen fein pürieren. Anschließend Magermilchjoghurt (100 g), das Eiweißkonzentrat (3 EL) und den Zimt (1 Messerspitze) mit dazu und nochmals kräftig zu einem cremigen Shake mixen.

extra STERNE TIPP

Statt grüner kernloser Trauben besser blaue Trauben mit Kernen verwenden. Denn darin stecken die meisten Vitamine und Mineralstoffe, wie z.B. Calcium und Magnesium – das macht starke Muskeln und Knochen. Außerdem kurbeln die Kerne in den Trauben die Verdauung an.

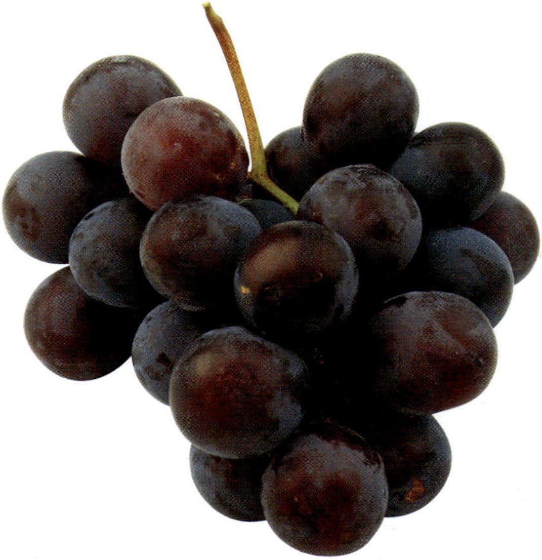

ABENDS

Garnelenpfanne mit Reis

für eine Portion

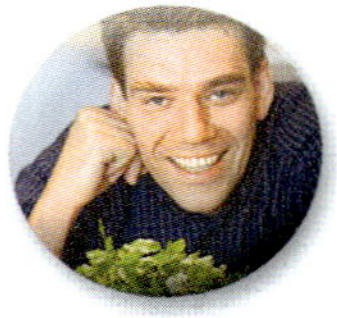

Zutaten:

- *1/2 Zucchini (ca. 80 g)*
- *1/2 rote Paprikaschote (ca. 80 g)*
- *1 kleine Zwiebel*
- *1 kleine Knoblauchzehe*
- *2 TL Rapsöl*
- *50 g Parboiled-Naturreis*
- *100 ml Gemüsebrühe (ohne Glutamat)*
- *100 g frische oder tiefgefrorene Tiefseegarnelen (Shrimps)*
- *1–2 TL frischer Zitronensaft*
- *2 EL Aceto Balsamico*
- *2 EL glatte gehackte Petersilie*
- *Salz und Pfeffer*

Zubereitung: Den Zucchino (1/2 Stück) und die Paprikaschote (1/2 Stück) waschen und in kleine Würfel schneiden. Die Zwiebel (1 kleine) und Knoblauchzehe (1 kleine) schälen und fein würfeln. Rapsöl (2 TL) in einem Topf erhitzen, Zwiebel und Knoblauch darin kurz andünsten. Zucchini und Paprika dazugeben und rund 2 Minuten mitdünsten. Den Reis (50 g) einrühren, kurz anbraten und mit der Gemüsebrühe (100 ml) aufgießen. 20–25 Minuten bei mittlerer Flamme köcheln lassen. Dann die Shrimps (100 g) in einem Sieb mit kaltem Wasser abwaschen, gut abtropfen lassen und zusammen mit Petersilie (2 EL) zum Schluss in den Topf mischen. Mit Salz, Pfeffer und Zitronensaft (2 TL) und Aceto Balsamico (2 EL) abschmecken und dann noch einmal etwa 5 Minuten bei kleiner Flamme ziehen lassen.

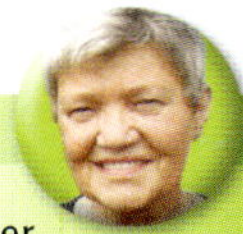

tipp

Mineralwasser ohne Kohlensäure trinken, davon trinkt man automatisch mehr und verträgt es mit dem Magen auch besser.

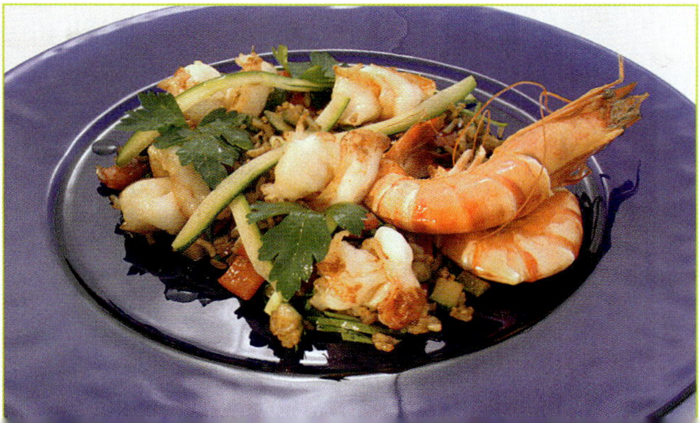

4. Tag – Fettverbrennungstag

Trinken Sie ein Glas (250 ml) stilles Mineralwasser auf nüchternen Magen. Dann schlüpfen Sie in die Sportklamotten: 30 Minuten Bewegung – Ihr Programm.

Wichtig: Über den ganzen Tag verteilt mindestens 3 Liter Mineralwasser oder ungesüßten Grünen Tee oder Roibuschtee trinken.

FRÜHSTÜCK

Ein Zitronenmelisse-Eiweiß-Shake

für eine Portion

Zutaten:

- *3 EL Eiweißkonzentrat*
- *200 ml stilles Mineralwasser oder Magermilch*
- *1/2 Limone*
- *1 Zweig Zitronenmelisse*
- *gemahlenen roten Pfeffer*

Zubereitung: Das Eiweißkonzentrat (3 EL) in stilles Mineralwasser oder Magermilch (200 ml) geben, dazu die klein geschnittene Zitronenmelisse (1 Zweig) und die Limone (1/2 Stück) im Mixer so lange shaken, bis der Drink schön cremig ist. Mit rotem Pfeffer abschmecken.

Die ätherischen Öle in der Zitronenmelisse stärken und beruhigen übrigens die Nerven. Das macht Sie stark, um weiter durchzuhalten!

Wechseldusche: Warm, kalt, warm, kalt

ZWEITES FRÜHSTÜCK

Ein Teller Mangoldsuppe

bereits portioniert in der Tiefkühltruhe

Dazu eine Tasse ungesüßten Kaffee oder Tee

Außerdem wichtig: Bei Heißhunger über den Tag verteilt so viel rohes Obst und Gemüse essen, wie Sie möchten.

MITTAGS

Ein Apfel-Eiweiß-Shake

für eine Portion

Zutaten:

- *3 EL Eiweißkonzentrat*
- *150 ml Sojamilch*
- *1/2 kleiner Apfel (säuerlich)*
- *2 TL frischer Zitronensaft*
- *1/2 Fenchelknolle*
- *1/2 TL Akazienhonig*
- *Salz*
- *Pfeffer*

Zubereitung: Die Fenchelknolle (1/2 Stück) waschen und vierteln. Den Apfel (1 kleiner) schälen und entkernen. Beides würfeln. Zusammen mit der Hälfte der Sojamilch (75 ml) und dem Zitronensaft (2 TL) in den Mixer geben und pürieren. Zum Schluss das Eiweißkonzentrat (3 EL), den Honig (1/2 TL) und die restliche Sojamilch (75 ml) dazugeben und erneut mixen. Mit Salz und Pfeffer abschmecken.

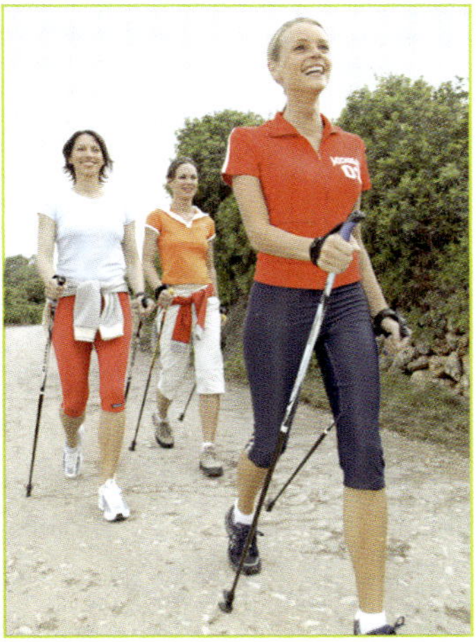

Wichtig: Vergessen Sie das Trinken nicht! Und zwar mindestens 3 Liter Mineralwasser oder ungesüßten Tee über den Tag verteilt.

ABENDS

Ein Apfel-Eiweiß-Shake

Rezept: siehe oben

und einen Beeren-Special-Drink

für eine Portion

Zutaten:

- *40 g gemischte tiefgefrorene Beeren*
- *1/2 Orange*
- *1 EL frischer Zitronensaft*
- *1 rosa Grapefruit*
- *2 TL Honig*
- *3/8 Liter Kefir*
- *2 TL Haferkleie*
- *1 TL Leinöl*

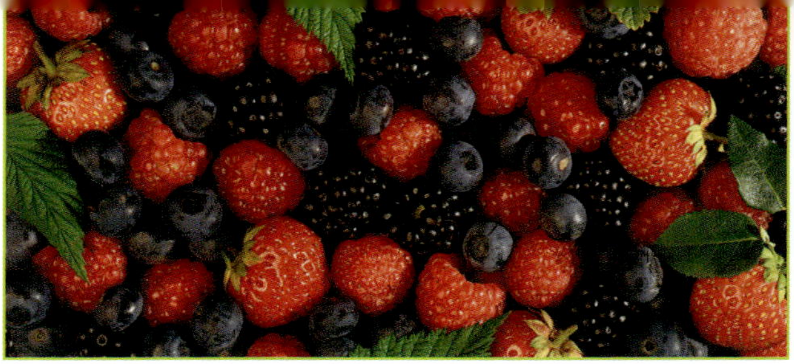

Zubereitung: Die halbe Orange und eine Grapefruit schälen und in Spalten teilen. Die Beeren (40 g) zusammen mit den Zitrusfrüchten in den Mixer geben. Den Zitronensaft (1 EL), den Kefir (3/8 Liter) und Honig (2 TL) dazu und mixen. Dann die Haferkleie (2 TL) und das Leinöl (1 TL) unterrühren.

VOR DEM SCHLAFEN GEHEN

Ein Schlummer-Eiweiß-Drink

Rezept: siehe Seite 35

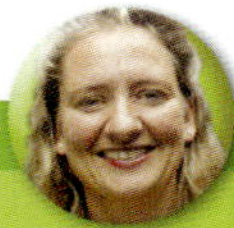

diät-tester fragen:

Andrea Rauschenbach: *Morgens nüchtern zu laufen – also vor dem Frühstück – ist mir sehr schwer gefallen. Ich stehe morgens um 6.00 Uhr auf, muss zuerst die Familie versorgen und gehe dann laufen. Was darf oder sollte ich dann vorher essen, damit es mir nicht schwindlig wird?*

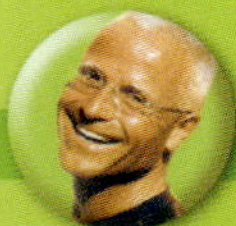

dr. ulrich strunz antwortet:

Tatsächlich dauert es ein bis zwei Wochen, bis der Körper sich an das »nüchterne Laufen« gewöhnt hat. Lassen Sie ihm diese Zeit. Aber natürlich können Sie vorher etwas trinken und – wenn Sie nicht sofort nach dem Aufstehen laufen können – früh eine Kleinigkeit, wie z.B. eine Banane, essen. Die Grundidee freilich ist: wenn der Magen leer ist, beschäftigt der Körper sich gleich ein bisschen effektiver mit Ihren Fettpölsterchen.

5. Tag – Vitaldiät-Tag

Auch heute dürfen Sie mittags oder abends warm essen – einfach die Rezepte tauschen. Kommt tagsüber Hunger auf, dann shaken Sie sich doch noch einen Eiweißdrink. Außerdem ist so viel rohes Obst und Gemüse erlaubt, wie Sie essen können.

Trinken Sie ein Glas (250 ml) stilles Mineralwasser auf nüchternen Magen. Dann schlüpfen Sie in die Sportklamotten: 30 Minuten Bewegung – Ihr Programm.

Wichtig: Über den ganzen Tag verteilt mindestens 3 Liter Mineralwasser oder ungesüßten Grünen Tee oder Roibuschtee trinken.

FRÜHSTÜCK

Birnen-Flocken-Müsli

für eine Portion

Zutaten:

- *50 g Vollkorn-Haferflocken*
- *1 TL gehackte Haselnüsse*
- *1 TL Korinthen*
- *1 Birne*
- *2 TL frischer Zitronensaft*
- *100 g Joghurt (1,5 % Fett)*
- *1 TL Birnendicksaft*
- *1 EL Bitterkuvertüre*
- *1 Prise Zimt*

Zubereitung: Die Haferflocken (50 g) mit den Haselnüssen (1 TL) und den Korinthen (1 TL) in einer Müslischale vermischen. Danach die Birne waschen, entkernen und in dünne Scheiben schneiden. Anschließend mit Zitronensaft (2 TL) beträufeln. Zwei Drittel der Birnen mit dem Joghurt (100 g), dem Birnendicksaft (1 TL), der Bitterkuvertüre (1 EL) und dem Zimt (eine Prise) vermischen und auf der schon zuberei-

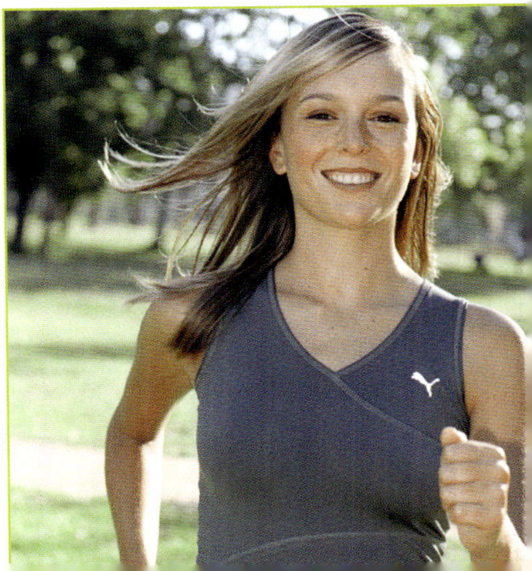

teten Haferflockenmischung verteilen. Zum Schluss mit den restlichen Birnenstückchen belegen. Fertig ist das Powermüsli.

Wechseldusche: Warm, kalt, warm, kalt

MITTAGS

Ein Brombeer-Eiweiß-Mix

für eine Portion

Zutaten:

- *3 EL Eiweißkonzentrat*
- *1/8 Liter Milch (1,5 % Fett)*
- *75 g tiefgefrorene Brombeeren*
- *1 Limone*
- *1 TL Honig*
- *1/2 kleine Banane (75 g)*
- *1 TL Zimt*

Zubereitung: Gefrorene Brombeeren (75 g) in den Mixer geben. Die Limone (1 Stück) halbieren und auspressen (ca. 1/8 Liter). Die Hälfte des Saftes (75 ml) mit dem Honig (1 TL) in den Mixer geben. Die Banane schälen, in Scheiben schneiden, dazugeben und ca. 15 Sekunden mixen. Dann den übrigen Limonensaft (75 ml) und das Eiweißkonzentrat (3 EL) in den Mixer geben, noch einmal kräftig durchmixen und mit Zimt (1 TL) verfeinern.

ABENDS

Broccoli-Hähnchen-Wok

für eine Portion

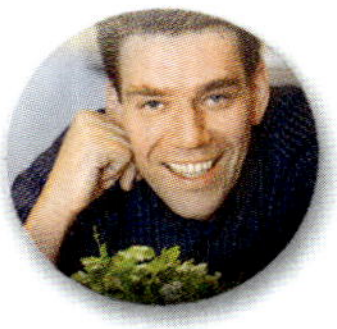

Zutaten:

- *80 g Hähnchenbrustfilet*
- *40 g Vollkornreis*
- *200 g Broccoliröschen*
- *1 Schalotte*
- *1 Knoblauchzehe*
- *60 ml Hühnerbrühe (ohne Glutamat)*
- *2 TL Aceto Balsamico*
- *1 EL Sojasauce*
- *2 TL Erdnussöl*
- *1 g pflanzliches Bindemittel (z. B. Biobin aus dem Reformhaus)*
- *4 Cashewkerne (etwa 5 g)*
- *sowie Salz und Pfeffer je nach Geschmack*

Zubereitung: Den Reis (40 g) in Salzwasser – wie auf der Verpackung angegeben – kochen. Währenddessen das Hähnchenbrustfilet (80 g) mit kaltem Wasser abwaschen, trocken tupfen und in schmale Streifen schneiden, anschließend etwas pfeffern. Dann die Knoblauchzehe (1 Stück) und Schalotte (1 Stück) schälen und fein hacken. Einen Wok mit Erdnussöl (1 TL) einpinseln und stark erhitzen – darin die Hähnchenbrustfiletstreifen etwa 4 Minuten anbraten, herausnehmen und in Alufolie verpackt warm halten. Anschließend das übrige Öl (1 TL Erdnussöl) erhitzen, die Broccoliröschen (200 g) hinzugeben und etwa zwei Minuten braten. Die Schalotten- und Knoblauchwürfel hinzugeben und das Ganze unter ständigem Rühren noch einmal ca. vier Minuten braten. Den Aceto Balsamico (2 TL), die Sojasauce (1 EL), das Erdnussöl (2 TL) und das Bindemittel (1 g) zu einer gleichmäßigen Sauce anrühren und in den Wok geben. Das Fleisch hinzufügen und etwa eine Minute unter Rühren erneut braten. Mit Salz und Pfeffer abschmecken und zum Schluss die Cashewkerne (4 Stück) darüber geben.

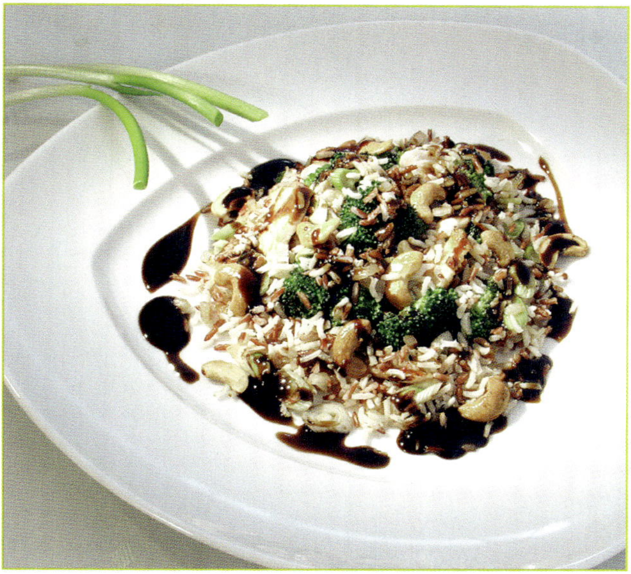

6. Tag – Fettverbrennungstag

Trinken Sie ein Glas (250 ml) stilles Mineralwasser auf nüchternen Magen. Dann schlüpfen Sie in die Sportklamotten: 30 Minuten Bewegung – Ihr Programm.
Wichtig: Über den ganzen Tag verteilt mindestens 3 Liter Mineralwasser oder ungesüßten Grünen Tee oder Roibuschtee trinken.

FRÜHSTÜCK

Ein Minze-Eiweiß-Shake

für eine Portion

Zutaten:

- *200 ml stilles Mineralwasser oder Magermilch*
- *3 EL Eiweißkonzentrat*
- *1 Zweig Minze*

Zubereitung: Das Eiweißpulver (3 EL) in stilles Mineralwasser oder Magermilch (200 ml) geben, die Minzeblätter vom Zweig zupfen, klein hacken und dazugeben. Das Ganze im Mixer so lange rühren, bis der Drink schön cremig ist.
Wechseldusche: Warm, kalt, warm, kalt

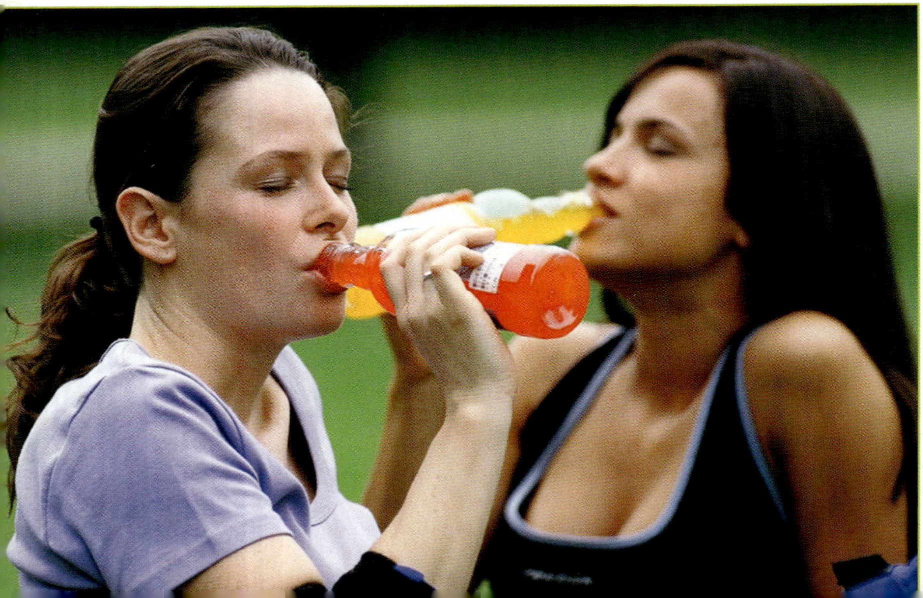

ZWEITES FRÜHSTÜCK

Ein Teller Kohlsuppe

bereits fertig portioniert eingefroren

dazu eine Tasse ungesüßten Kaffee oder Tee

Außerdem wichtig: Bei Heißhungerattacken ist so viel rohes Obst und Gemüse erlaubt, wie Sie möchten.

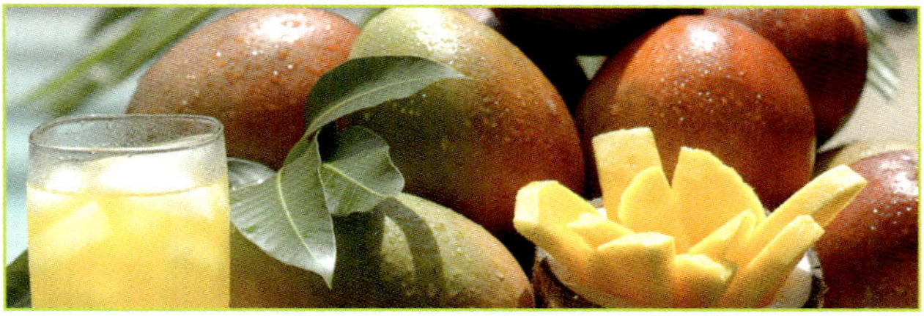

MITTAGS

Ein Mango-Coconut-Eiweiß-Shake

für eine Portion

Zutaten:

- *130 g bzw. eine Mango*
- *2 EL Limettensaft*
- *1 TL Honig*
- *150 ml ungesüßter Apfelsaft*
- *3 EL Eiweißkonzentrat*
- *2 EL Ingwersaft*
- *2 EL (40 g) ungesüßte Kokosmilch aus der Dose (z. B. »Creamed Coconut«)*

Zubereitung: Die Mango (1 Stück bzw. 130 g) schälen, das Fruchtfleisch um den Kern lösen, würfeln und in den Mixer geben. Den Limettensaft (2 EL), den Apfelsaft (150 ml) und Honig (1 TL) hinzufügen. Zum Schluss das Eiweißkonzentrat (3 EL) und Kokosmilch (2 EL) hinzufügen. Eine geriebene Ingwerwurzel in ein sauberes Baumwolltuch geben, daraus 2 EL Saft pressen, in den Mixer geben und alles zu einem glatten Drink mixen.

Wichtig: Das Trinken nicht vergessen! Und zwar mindestens 3 Liter Mineralwasser oder ungesüßten Tee über den Tag verteilt.

extra STERNE TIPP

Unbedingt frischen Ingwersaft verwenden und keinen getrockneten Ingwer – z.B. als Pulver. Denn diese Extrakte enthalten meist den Geschmacksverstärker Glutamat. Dieser Stoff verursacht allergieähnliche Symptome wie z.B. Hautrötungen, er verstärkt auch den Appetit und fördert Heißhungerattacken.

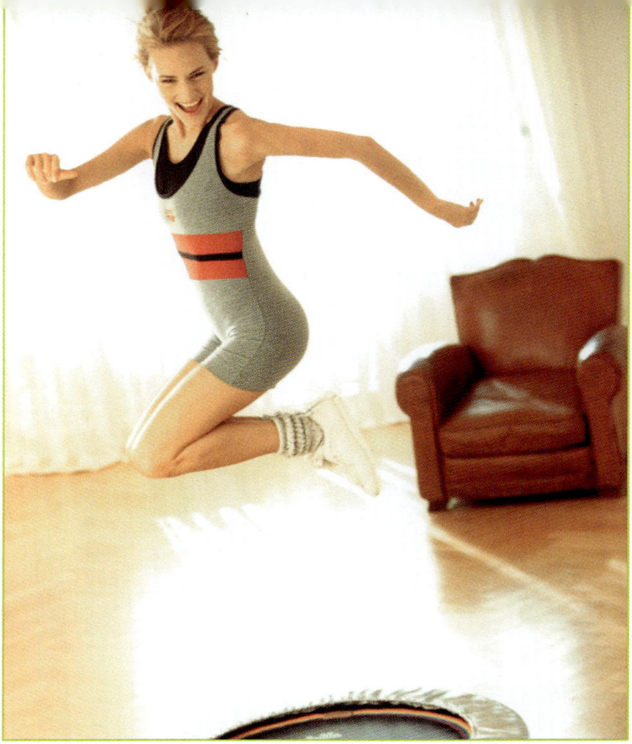

ABENDS

Ein Mango-Coconut-Eiweiß-Shake

Rezept: siehe Seite 91

und einen Rucola-Avocado-Drink

für eine Portion

Zubereitung: Zuerst den Rucola (30 g) waschen, die harten Stiele abschneiden und klein hacken. Nun das Avocadofleisch (1/2 Stück / ca. 80 g) aus der Schale löffeln, in den Mixer geben und mit dem Zitronensaft (1 EL) beträufeln. Dann den geschnittenen Rucola, den Joghurt (50 g) und das stille Mineralwasser (150 ml) dazugeben und im Mixer fein pürieren. Zum Schluss mit Salz, Cayennepfeffer und Muskatnuss abschmecken.

VOR DEM SCHLAFEN GEHEN

Ein Schlummer-Eiweiß-Drink

Rezept: siehe Seite 35

tipp

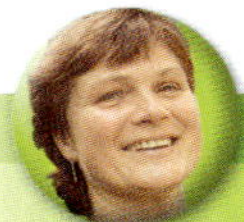

Gegen Heißhungerattacken habe ich zu Hause immer eine Schale mit frischem Obst und Gemüse stehen. Wenn ich zur Arbeit fahre, habe ich zudem im Auto immer eine Flasche Mineralwasser liegen und einen Apfel – falls mich unterwegs mal der Heißhunger überfällt.

7. Tag – Vitaldiät-Tag

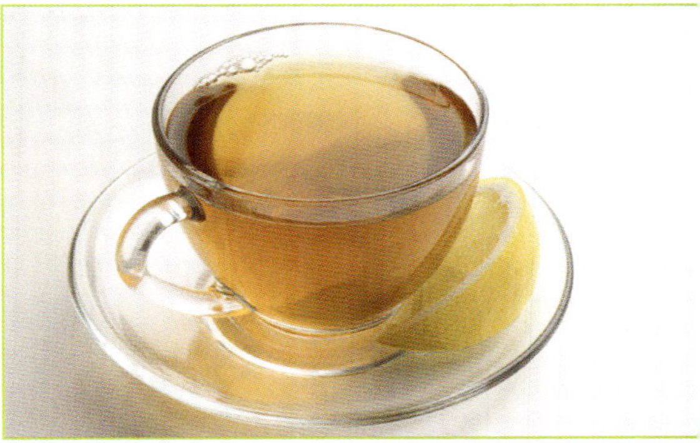

Ein Glas (250 ml) stilles Mineralwasser auf nüchternen Magen und 30 Minuten Bewegung – Ihr Programm.

Wichtig: Über den ganzen Tag verteilt mindestens 3 Liter Mineralwasser oder ungesüßten Grünen Tee oder Roibuschtee trinken.

Wechseldusche!

FRÜHSTÜCK

Pfirsich-Grieß

für eine Portion

Zutaten:

- *3 EL Vollkorngrieß (30 g)*
- *150 g Joghurt aus Magermilch*
- *1 TL Zitronensaft*
- *1 TL Ahornsirup*
- *1 Messerspitze unbehandelte abgeriebene Zitronenschale*
- *1 Pfirsich*

Zubereitung: Den Grieß (3 EL) in 1/8 Liter kochendes Wasser einstreuen, 1 bis 2 Minuten köchelnd aufquellen lassen. Danach den Topf vom Herd nehmen und den Joghurt (150 g), Zitronensaft (1 TL), Sirup (1 TL) und 1 Messerspitze unbehandelte, abgeriebene Zitronenschale untermischen. Dann den Pfirsich (1 Stück) waschen, halbieren, entsteinen und in Spalten schneiden. Einige Spalten zum Garnieren zur Seite legen, den Rest würfeln und unter den Grießbrei mischen. Das Ganze auf einen Teller geben und mit den restlichen Pfirsichspalten garnieren.

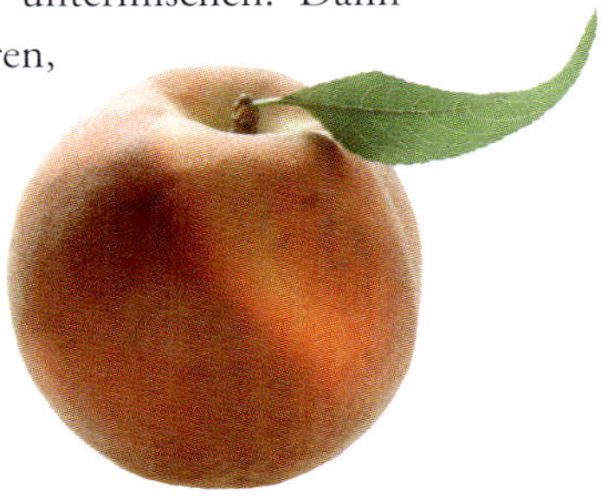

MITTAGS

Gurken-Eiweiß-Shake

für eine Portion

Zutaten:

- *3 TL Eiweißkonzentrat*
- *1 Stück Salatgurke (etwa 120 g ohne Schale)*
- *1 Thymianzweig*
- *2 Blätter Basilikum*
- *1 TL frischer Zitronensaft*
- *75 g Magerjoghurt*
- *150 ml kalte Buttermilch*
- *Salz und Pfeffer*

Zubereitung: Die Gurke (120 g) würfeln und in den Mixer geben. Den Thymian (2 Zweige) waschen und die Blätter abzupfen. Zusammen mit dem Zitronensaft (1 TL), dem Joghurt (75 g), dem Basilikum (2 Blätter) und der Hälfte der Buttermilch (75 ml) in den Mixer geben. Das Ganze 15 Sekunden mixen. Danach das Eiweißkonzentrat (3 TL) und die restliche Buttermilch (75 ml) dazugeben und erneut mixen. Zum Schluss mit Salz und Pfeffer abschmecken.

ABENDS

Gemüse-Feta-Spieße mit Tomatenreis

für eine Portion

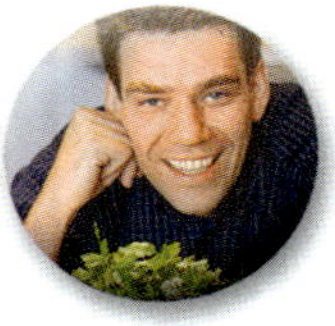

Zutaten:

- *75 ml ungewürzter und ungesüßter Tomatensaft*
- *50 g Langkornreis*
- *1/2 TL körnige Gemüsebrühe*
- *1 kleine gelbe Paprikaschote (etwa 100 g)*
- *1 kleine Zucchini (etwa 100 g)*
- *60 g fester Schafskäse (Feta)*
- *1 EL Olivenöl*
- *Salz*
- *schwarzer Pfeffer*
- *1 Messerspitze edelsüßes Paprikagewürz*
- *1/2 TL frische Thymianblätter*
- *Schaschlikspieße*

Zubereitung: Zuerst den Tomatensaft (75 ml) mit 50 ml Wasser verdünnt zum Kochen bringen. Den Reis (50 g) und die körnige Brühe (1/2 TL) einstreuen und zugedeckt bei schwacher Hitze ca. 20 Minuten aufquellen lassen. Zur Seite stellen und im Topf warm halten.

Backofen auf 220° C (bzw. bei Umluft 200° C) vorheizen. Paprikaschote (ca. 200 g) und Zucchini waschen und grob würfeln. Schafskäse ebenfalls würfeln. Prise Salz, etwas Pfeffer, edelsüßes Paprikagewürz (1 Messerspitze) und die Thymianblätter (1/2 TL) mit einem Esslöffel Olivenöl in einer kleinen Schüssel zu einer Masse verrühren. Das gewürfelte Gemüse (Paprika und Zucchini) und die Schafskäsewürfel darin wenden. Dann jeweils abwechselnd ein Gemüse- und Schafskäsestück auf 2 Schaschlikspieße stecken. Den Grill auf 150° C vorheizen. Die Spieße auf eine Alufolie legen und für 5 bis 7 Minuten auf dem Rost braten. Zwischendurch 1 bis 2 Mal wenden, damit sie von allen Seiten knusprig braun werden. Den fertigen Reis mit Salz und Pfeffer abschmecken und zu den Gemüsespießen servieren.

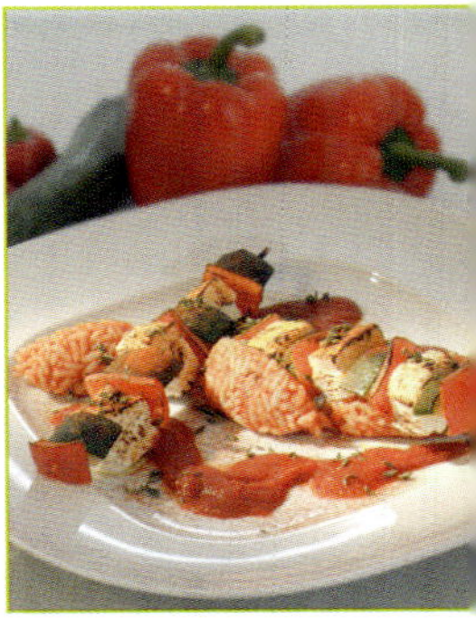

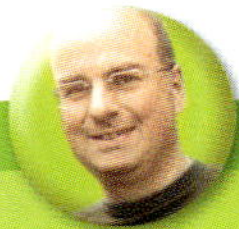

diät-tester fragen:

Andreas Rauschenbach: ***Wie wichtig ist es, dass ich während der Diät Eiweißpräparate mit L-Carnitin zu mir nehme? Beziehungsweise wie wichtig ist L-Carnitin überhaupt während einer Diät und wie sieht die optimale Dosierung aus?***

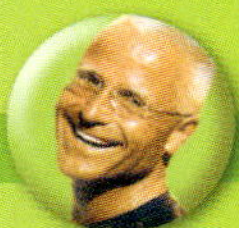

dr. ulrich strunz antwortet:

L-Carnitin ist während der Sternediät kein Muss – es ist aber eine erst in den letzten Jahren entdeckte Zaubersubstanz, die uns hilft, während der Diät, während der Bewegung die Fettpölsterchen genau da abzuschmelzen, wo sie am meisten stören: an den Problemzonen. Optimal sind im Zeitraum der Diät 3 Gramm täglich, und zwar in mehreren Portionen über den Tag verteilt.

Einkaufsliste für Diätwoche 4

Aus dem Supermarkt:

- 21 Liter stilles Mineralwasser oder 2 Packungen loser Grüner Tee oder Roibuschtee
- 2 Liter Magermilch (1,5 % Fett) oder ungesüßte Sojamilch
- 50 ml ungewürzter und ungesüßter Karottensaft
- 75 ml ungewürzter und ungesüßter Gemüsesaft
- 300 ml ungesüßter Kirschsaft (Direktsaft oder 100 % Frucht)
- 100 ml ungesüßter Ananassaft (Direktsaft oder 100 % Frucht)
- 250 g Magermilchjoghurt (1,5 % Fett)
- 300 ml Buttermilch
- 1 kleine Dose fettfreie und ungesüßte Kokosmilch (z.B. »Creamed Coconut«)
- 300 g Magerquark (0,2 % Fett)
- 2 Scheiben Parmaschinken (ca. 25 g)
- 1 Putenbrustfilet (ca. 100 g)
- 125 g gemischte Beeren (frisch oder tiefgefroren) z. B. Brombeeren, Johannisbeeren und Himbeeren
- 150 g Himbeeren (frisch oder tiefgefroren)
- 5 unbehandelte Zitronen
- 1 Papaya (300 g)
- 1 kleine Mango (300 g)
- 1 Limette
- 1 kleine Birne (100 g)
- 1 frische Ananas (50 g)
- 2 Äpfel (je 100 g, z. B. Braeburn)
- 3 Bananen (180 g)
- 4 unbehandelte Orangen
- 2 Grapefruit
- 3 Kiwi
- 1 frischer Fenchel (100 g)
- 5 Strauchtomaten
- 3 Karotten (im Bund mit Grün)
- 1 Stück Sellerie (ca. 60 g)
- 1 Zwiebel
- 1 kleine rote Zwiebel
- 2 Frühlingszwiebeln
- 1 kleine Peperoni
- 1 kleine Paprika
- 2 Chilischoten
- Broccoli (100 g)
- 4 Radieschen
- 1 Bund Estragon
- 1 Bund Dill
- 1 Roggen-Vollkornbrötchen
- 1 kleines Päckchen gemahlene Mandeln

Aus dem Reformhaus:

- 1 kleine Flasche Birnendicksaft
- 1 kleine Flasche Apfeldicksaft
- 275 ml Trinkmolke
- 250 ml Gemüsebrühe, glutamatfrei

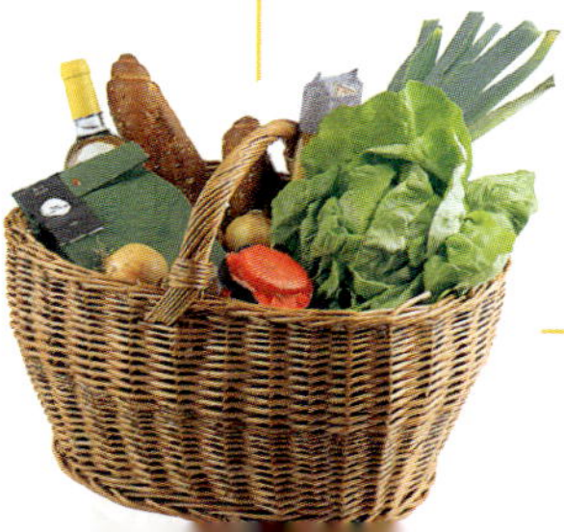

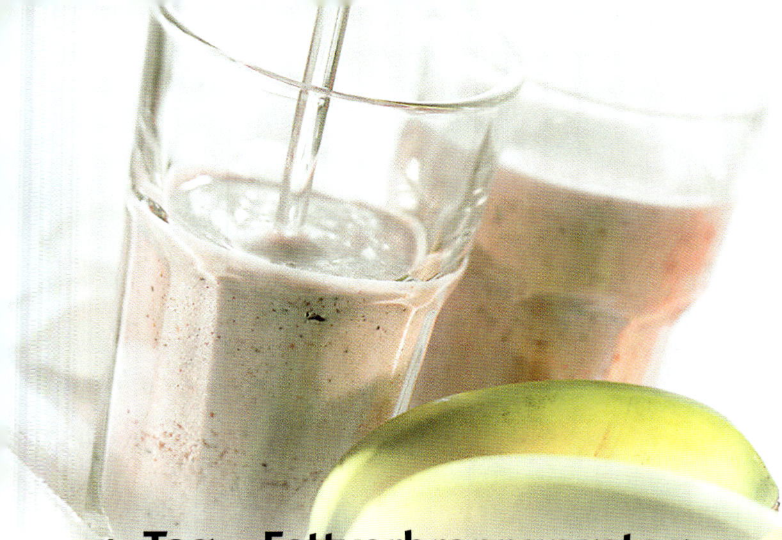

1. Tag – Fettverbrennungstag

Trinken Sie ein Glas (250 ml) stilles Mineralwasser auf nüchternen Magen. Dann schlüpfen Sie in die Sportklamotten: 30 Minuten Bewegung – Ihr Programm.
Wichtig: Über den ganzen Tag verteilt mindestens 3 Liter Mineralwasser oder ungesüßten Grünen Tee oder Roibuschtee trinken.

FRÜHSTÜCK

Ein Ahornsirup-Eiweiß-Shake

für eine Portion

Zutaten:

- *3 EL Eiweißkonzentrat*
- *200 ml stilles Mineralwasser oder Magermilch*
- *50 g frische Ananas*
- *1 EL Aceto Balsamico*
- *1 Messerspitze Muskat*
- *2 TL Ahornsirup*

Zubereitung: Das Eiweißpulver (3 EL) zusammen mit dem stillen Mineralwasser oder der Magermilch (200 ml) in den Mixer geben. Anschließend den Ahornsirup (2 TL), die geschälte und gewürfelte Ananas (50 g) und den Aceto Balsamico (1 EL) dazugeben und kräftig durchmixen. Zum Schluss den Drink mit Muskat (1 Messerspitze) verfeinern.
Wechseldusche: Warm, kalt, warm, kalt

ZWEITES FRÜHSTÜCK

Einen Teller Kohlsuppe

bereits eingefroren im Tiefkühlschrank

Dazu eine Tasse ungesüßten Kaffee oder Tee

Außerdem wichtig: Immer, wenn der Hunger kommt, können Sie über den Tag verteilt so viele Früchte und rohes Gemüse essen, wie Sie möchten.

MITTAGS

Ein Schoko-Eiweiß-Shake

für eine Portion

Zutaten:

- *3 EL Eiweißkonzentrat*
- *150 ml Magermilch*
- *1 reifer Apfel (100 g)*
- *1 TL Orangensaft*
- *1 Messerspitze Zimt*
- *1 Messerspitze Chilipulver*
- *2 EL fein geriebene Bitterschokolade (mindestens 60 % Kakaoanteil)*

Zubereitung: Die Magermilch (150 ml) erhitzen. Währenddessen den Apfel (1 Stück) schälen, entkernen, würfeln und in den Mixer geben. Den Orangensaft (1 TL), den Apfeldicksaft (1 TL) und die fein geriebene Schokolade (2 EL) in den Mixer geben und die Hälfte der warmen Milch (75 ml) hinzufügen. 15 Sekunden durchmixen. Danach das Eiweißkonzentrat (3 EL), Zimt (1 Messerspitze) und Chilipulver (1 Messerspitze) sowie die übrige Milch (75 ml) hinzugeben und nochmals kräftig durchmixen.

Wichtig: Vergessen Sie das Trinken nicht! Mindestens 3 Liter Mineralwasser oder ungesüßten Tee – und zwar über den Tag verteilt.

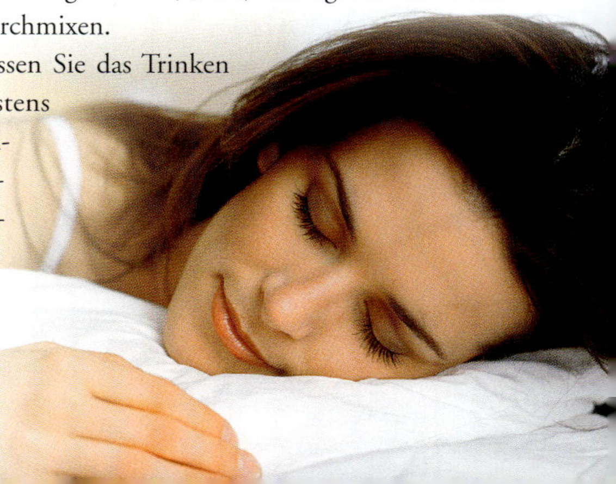

extra STERNE TIPP

Zartbitterschokolade macht glücklich – und zwar Männer wie Frauen. Das Tolle: je höher der Kakaoanteil, desto gesünder ist sie. Denn gerade in Zartbitterschokolade stecken jede Menge so genannter Polyphenole. Das sind Schutzstoffe gegen Umweltgifte. Sie beugen z.B. Arteriosklerose vor und stärken das Herz-Kreislaufsystem.

ABENDS

Ein Schoko-Eiweiß-Shake

Rezept: siehe mittags

und ein Fenchel-Möhren-Mix

für eine Portion

Zutaten:

- *100 g Fenchel*
- *1 EL Zitronensaft*
- *50 ml Karottensaft*
- *1/8 Liter Trinkmolke*
- *je nach Geschmack Salz und Pfeffer*

Zubereitung: Den Fenchel (ca. 100 g) schälen und fein reiben. Zusammen mit dem Zitronensaft (1 EL), dem Karottensaft (50 ml) und der Trinkmolke (1/8 Liter) im Mixer gut verrühren. Zum Schluss, je nach Geschmack, mit Salz und Pfeffer abschmecken.

VOR DEM SCHLAFEN GEHEN

Ein Schlummer-Eiweiß-Drink

Rezept: siehe Seite 35

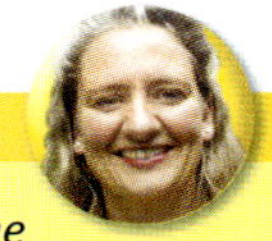

diät-tester fragen:

Andrea Rauschenbach: *In der vierten Diätwoche war ich ständig müde und erschöpft und hatte ein höheres Schlafbedürfnis. Woran kann das liegen? An der Ernährungsumstellung oder am Sport?*

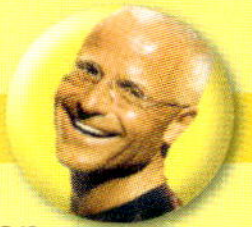

dr. ulrich strunz antwortet:

Diese Erschöpfung kann mehrere Ursachen haben. In erster Linie haben Sie wohl durch den ungewohnten Sport Ihren Körper überfordert. Also wird man 2 Tage pausieren und dann eine Woche sich weniger und bei niedrigerem Puls bewegen. Sehr häufig ist auch Flüssigkeitsmangel schuld, der Sie ebenfalls oft schlapp und müde macht. Achten Sie ganz bewusst auf die empfohlenen 3 Liter Mineralwasser pro Tag.

2. Tag – Vitaldiät-Tag

Je nach Belieben können Sie die jeweiligen Rezepte für den Mittag und Abend miteinander tauschen. Bei Hungergefühlen dürfen Sie zwei bis drei zusätzliche Eiweiß-Shakes zu sich nehmen und natürlich so viel rohes Obst und Gemüse, wie Sie möchten.

Trinken Sie ein Glas (250 ml) stilles Mineralwasser auf nüchternen Magen. Dann schlüpfen Sie in die Sportklamotten: 30 Minuten Bewegung – Ihr Programm.

Wichtig: Über den ganzen Tag verteilt mindestens 3 Liter Mineralwasser oder ungesüßten Grünen Tee oder Roibuschtee trinken.

FRÜHSTÜCK

Kokosjoghurt mit Papaya

für eine Portion

Zutaten:

- *1 Papaya (300 g)*
- *1 EL Limettensaft*
- *100 g Magermilchjoghurt (1,5 % Fett)*
- *1 TL Fruchtzucker*
- *50 g ungesüßte Kokosmilch (aus der Dose)*
- *1 EL Vollkorn-Haferflocken*

Zubereitung: Die Papaya (300 g) schälen, das Fruchtfleisch in Spalten schneiden und auf einem Teller anrichten. Den Limettensaft (1 EL) darüber träufeln. Den Joghurt (100 g) mit der Kokosmilch (50 g) und dem Fruchtzucker (1 TL) verrühren. Über die Papaya gießen und mit den Haferflocken (1 EL) bestreuen.

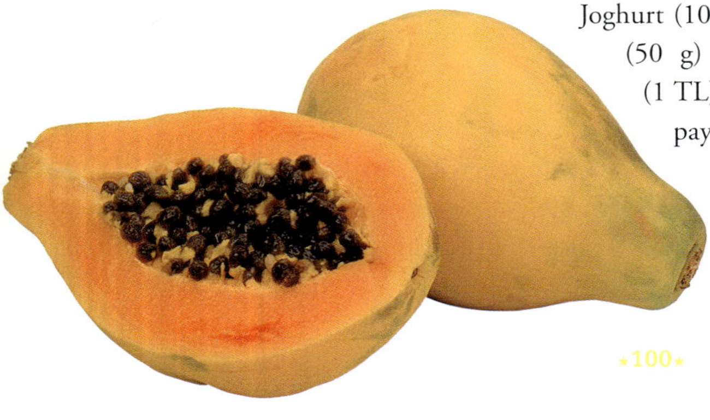

Wechseldusche: Warm, kalt, warm, kalt

MITTAGS

Ein Birnen-Eiweiß-Shake

für eine Portion

Zutaten:

- *3 EL Eiweißkonzentrat*
- *2 EL fein geriebene Haselnüsse*
- *1/2 Birne (etwa 100 g)*
- *1 TL frischer Zitronensaft*
- *2 EL Joghurt*
- *1 EL Birnendicksaft*
- *150 ml kalte Molke*

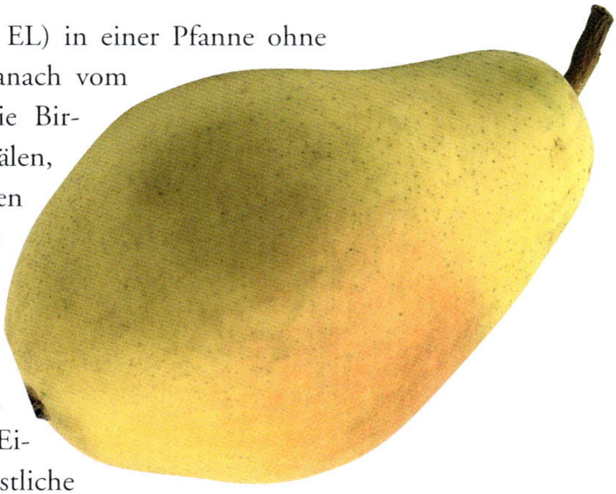

Zubereitung: Die Haselnüsse (2 EL) in einer Pfanne ohne Fett anrösten, bis sie duften, danach vom Herd nehmen. Anschließend die Birnenhälfte (100 g) waschen, schälen, entkernen, in Würfel schneiden und in den Mixer geben. Zitronensaft (1 TL), Joghurt (2 EL), Birnendicksaft (1 EL) und die Hälfte der Molke (75 ml) hinzufügen und gründlich mixen. Dann die gerösteten Nüsse, das Eiweißkonzentrat (3 EL) und die restliche Molke (75 ml) hinzufügen und erneut kräftig mixen.

ABENDS

Spaghetti all'arrabbiata

für eine Portion

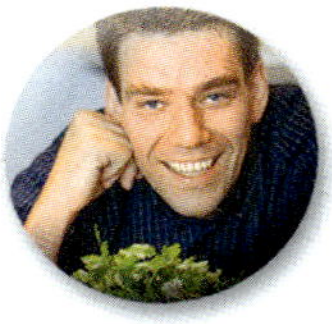

Zutaten:

- *60 g Vollkornspaghetti (oder Spaghetti aus Hartweizengrieß)*
- *2 reife Tomaten*
- *1/2 kleine Zwiebel*
- *1 kleine Knoblauchzehe*
- *2 Scheiben Parmaschinken (ca. 25 g)*
- *2 EL Aceto Balsamico*
- *2 EL Olivenöl*
- *1 TL Butter*
- *1 kleine rote Chilischote*
- *3 Blätter Basilikum*
- *Salz und Pfeffer nach Geschmack*

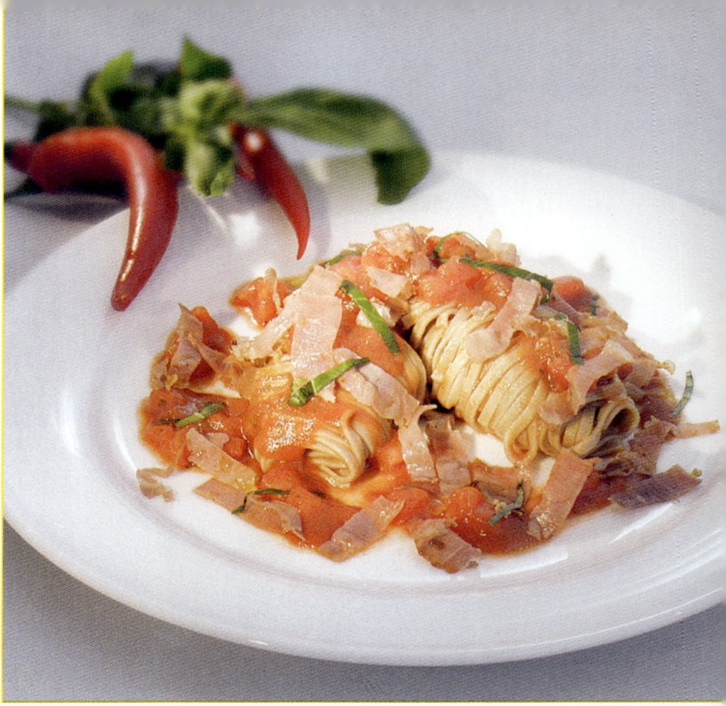

extra STERNE TIPP

Vollkornspaghetti – der ideale Turboantrieb für Ihr Bewegungsprogramm, denn sie liefern Power. In Vollkornpasta stecken nämlich jede Menge Kohlehydrate, die Ihnen die nötige Power und Energie beim Sport liefern. Außerdem enthalten Vollkornnudeln jede Menge Ballaststoffe, die lange satt halten und die Verdauung ankurbeln.

Zubereitung: Ein Liter Salzwasser in einem Topf zum Kochen bringen. Die Nudeln (60 g) darin – wie auf der Verpackung angegeben – kochen. In der Zwischenzeit die Tomaten (2 Stück) kurz in kochendes Mineralwasser tauchen, enthäuten, vierteln und mit dem Pürierstab zerkleinern. Die Zwiebel (1/2 Stück) und den Knoblauch (1 kleine Zehe) schälen und in kleine Würfel schneiden. Den Parmaschinken (25 g) vom Fettrand befreien und in feine Streifen schneiden. Dann die Butter (1 TL) in einer Pfanne zerlassen, den Schinken und die Zwiebeln bei sanfter Hitze unter Rühren glasig dünsten. Den Knoblauch, das Tomatenpüree, den Aceto Balsamico (2 EL), das Olivenöl (2 EL) und die Pfefferschote (1 Stück) einrühren. Bei milder Hitze rund 5 Minuten köcheln lassen, dann die Chilischote herausnehmen und die Sauce mit Salz und Pfeffer abschmecken. Danach die Nudeln, wenn sie »al dente« sind, abgießen, mit der Sauce in eine Pfanne geben und gründlich miteinander vermischen. Zum Schluss die fein geschnittenen Basilikumblätter (3 Stück) darüber streuen.

3. Tag – Fettverbrennungstag

Trinken Sie ein Glas (250 ml) stilles Mineralwasser auf nüchternen Magen. Dann schlüpfen Sie in die Sportklamotten: 30 Minuten Bewegung – Ihr Programm.
Wichtig: Über den ganzen Tag verteilt mindestens 3 Liter Mineralwasser oder ungesüßten Grünen Tee oder Roibuschtee trinken.

FRÜHSTÜCK

Ein Minze-Eiweiß-Shake

für eine Portion

Zutaten:
- *3 EL Eiweißkonzentrat*
- *200 ml stilles Mineralwasser oder Magermilch*
- *1–2 Blätter Basilikum*
- *1 Zweig Minze*

Zubereitung: Das Eiweißkonzentrat (3 EL) mit dem stillen Mineralwasser oder der Magermilch (200 ml) in den Mixer geben. Die klein geschnittenen Minzeblätter (von einem Zweig) und das zerkleinerte Basilikum (1–2 Blätter) hinzugeben und so lange mixen, bis der Drink schön cremig ist.
Wechseldusche: Warm, kalt, warm, kalt

ZWEITES FRÜHSTÜCK

Einen Teller Bohnen-Pesto-Suppe

ist bereits fertig und tiefgefroren im Eisschrank

Dazu eine Tasse ungesüßten Kaffee oder Tee

Außerdem wichtig: Bei Hungerattacken dürfen Sie so viel ungekochtes Obst und Gemüse essen, wie Sie möchten.

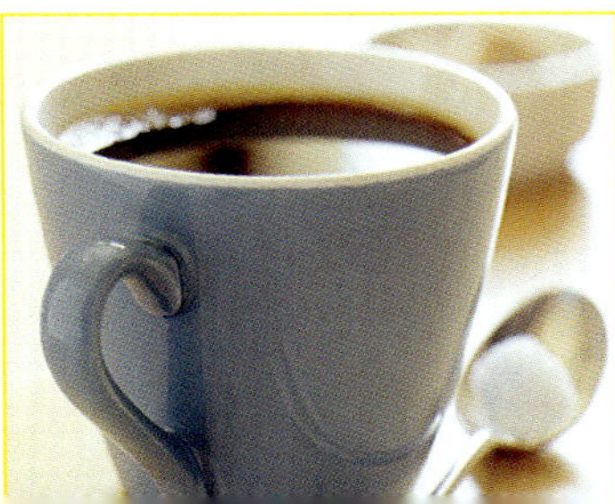

extra STERNE TIPP

Bananen machen selbst an trüben Tagen glücklich, da in ihnen jede Menge Serotonin steckt. Dieses »Glückshormon« wirkt sich im Gehirn positiv auf das Zentrale Nervensystem aus und sorgt so für gute Laune. Bananen sind dazu noch echte Muntermacher für den Körper. Denn die Mineralstoffe Kalium und Magnesium stärken Herz, Muskeln und Nerven. Das macht uns fit und leistungsstark. Für Gelassenheit und Wohlbefinden sorgt das in Bananen enthaltene Vitamin B 6. Da Bananen einen hohen GLYX haben, sollten Sie davon zwischendurch nur eine halbe essen.

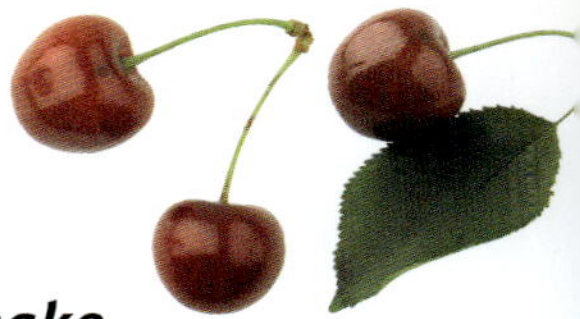

MITTAGS

Ein Bananen-Kirsch-Eiweiß-Shake

für eine Portion

Zutaten:

- *3 EL Eiweißkonzentrat*
- *1/2 Banane*
- *1 EL frischer Zitronensaft*
- *2 TL Akazienhonig*
- *150 ml Kirschsaft*
- *1 Messerspitze Muskat*

Zubereitung: Die Banane (1/2 Stück) schälen, grob schneiden und mit dem Zitronensaft (1 EL), dem Honig (2 TL) und der Hälfte des Brombeersaftes (75 ml) mixen. Danach Eiweißkonzentrat (3 EL) und restlichen Kirschsaft (75 ml) hinzufügen und erneut mixen. Mit Muskat verfeinern.

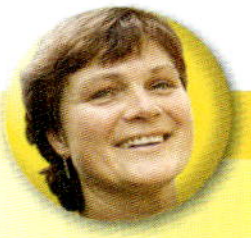

tipp

Ich habe jedem aus dem Freundeskreis und in der Nachbarschaft erzählt, dass ich eine Diät mache. Das motiviert ungemein. Es ist Gesprächsthema – ich kann so mit anderen über meine Erfolge und Misserfolge reden. Das hat mir sehr geholfen. Außerdem bin ich beim Sport oft an der Straße entlanggelaufen. So haben mich oft Leute, die ich kenne, gesehen und später darauf angesprochen. Auch das motiviert.

ABENDS

Ein Bananen-Kirsch-Eiweiß-Shake

Rezept: siehe oben

und ein Tomaten-Karotten-Drink

für eine Portion

Zutaten:

- *2 Karotten (50 g)*
- *1 Stück Sellerie (60 g)*
- *Tomaten (3 Stück)*
- *3 Zweige glatte Petersilie*
- *75 ml Gemüsefond*
- *Basilikum (1–2 Blätter)*
- *Chili, Ingwerpulver, Salz und Pfeffer*

Zubereitung: Die Karotten (2 Stück), die Sellerie (1 Stück) und die Tomaten (3 Stück) waschen und putzen bzw. schälen. Das Gemüse klein würfeln. Dann die Petersilie (3 Zweige) und das Basilikum (1–2 Blätter) abwaschen, die Blättchen abzupfen und grob hacken. Das Gemüse und die Kräuter in den Mixer geben, Gemüsefond (75 ml) dazu. Mit Chili, Ingwerpulver, Salz und Pfeffer abschmecken.

VOR DEM SCHLAFEN GEHEN

Ein Schlummer-Eiweiß-Drink.

Rezept: siehe Seite 35

4. Tag – Vitaldiät-Tag

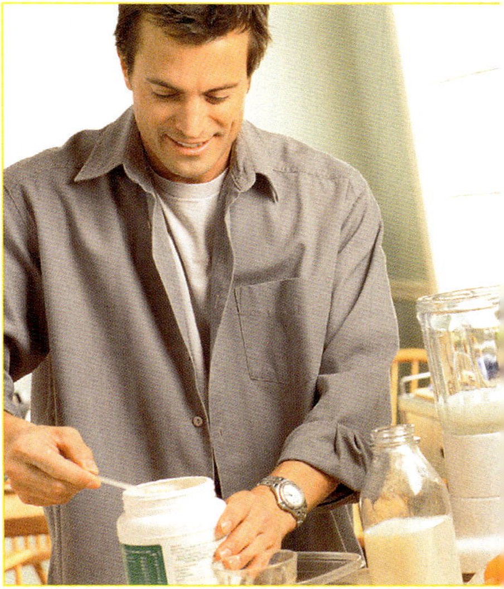

Je nach Belieben können Sie heute die Gerichte für den Mittag und den Abend miteinander tauschen. Wer zwischendurch Hunger hat, darf außerdem zwei bis drei Extra-Eiweiß-Shakes zu sich nehmen und natürlich ist so viel rohes Obst und Gemüse für Zwischendurch erlaubt, wie Sie möchten.

Ein Glas (250 ml) stilles Mineralwasser auf nüchternen Magen.

30 Minuten Bewegung – Ihr Programm

Wichtig: Über den ganzen Tag verteilt mindestens 3 Liter Mineralwasser oder ungesüßten Grünen Tee oder Roibuschtee trinken.

FRÜHSTÜCK

Beerenquark

für eine Portion

Zutaten:

- *200 g Magerquark (0,2 % Fett)*
- *2 TL frischer Orangensaft*
- *die abgeriebene Schale einer unbehandelten Orange*
- *1 TL Honig*
- *125 g gemischte tiefgefrorene Beeren (z. B. Brombeeren, Johannisbeeren und Himbeeren)*
- *1 Zweig Minze*

Zubereitung: Zunächst den Quark (200 g) mit dem frischen Orangensaft (2 TL) und dem Honig (1 TL) verrühren. Das Ganze in eine Schale geben. Dann die angetauten Beeren (125 g) auf dem Quark verteilen und mit den gewaschenen und zerkleinerten Minzeblättchen bestreuen.

Wechseldusche: Warm, kalt, warm, kalt

MITTAGS

Scharfer Ananas-Shake

für eine Portion

Zutaten:

- *4 Radieschen*
- *2 EL Magerjoghurt*
- *100 ml ungesüßter fertiger Ananassaft*
- *2 TL frischer Zitronensaft*
- *1/2 TL Honig*
- *3 EL Eiweißkonzentrat*
- *100 g Buttermilch*
- *etwas Salz und Pfeffer*

Zubereitung: Die Radieschen (4 Stück) waschen, putzen, würfeln und in den Mixer geben. Dann den Magerjoghurt (2 EL), den Ananassaft (100 ml), den frischen Zitronensaft (2 TL), den Honig (1/2 TL), das Eiweißkonzentrat (3 EL) und die Buttermilch (100 g) hinzufügen. Alles kräftig durchmixen, am Ende mit Salz und Pfeffer abschmecken.

tipp

Ich wusste gar nicht, dass man aus Mangos so eine tolle scharfe Sauce zaubern kann. Die hat echt lecker geschmeckt!

ABENDS

Putenbrustfilet mit scharfer Mangosauce

für eine Portion

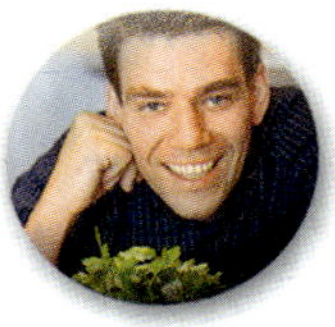

Zutaten:

- *1 Putenbrustfilet (ca. 100 g)*
- *1 kleine Mango (ca. 300 g)*
- *1 Frühlingszwiebel*
- *1 kleine Knoblauchzehe*
- *1/2 kleine rote Chilischote*
- *3 EL Gemüsebrühe*
- *1 EL Weißweinessig*
- *2 TL Rapsöl*
- *2 TL frischer Zitronensaft*
- *1/2 TL frische Thymianblätter*
- *1 Roggen-Vollkornbrötchen*
- *etwas Pfeffer und Salz*
- *1 Messerspitze grünen Kardamom*

Zubereitung: Das Putenbrustfilet (ca. 100 g) mit kaltem Wasser abwaschen und trocken tupfen. Die Mango (1 Stück/ ca. 300 g) schälen, das Fruchtfleisch vom Stein lösen, würfeln und mit dem Pürierstab zerkleinern. Dann die Frühlingszwiebel waschen (1 Stück), den Knoblauch (1 kleine Zehe) schälen und das Ganze sowie die Chilischote ($^1/_2$ Stück) fein würfeln. Anschließend den gewürfelten Knoblauch und die Chilischote mit Rapsöl (1 TL) in einem Topf andünsten. Nun mit der Gemüsebrühe (3 EL) und dem Weißweinessig (1 EL) ablöschen. Anschließend das Mangopüree einrühren. Kurz aufkochen lassen, mit Pfeffer, Salz und einer Messerspitze Kardamom abschmecken und auf kleinster Stufe warm halten. Währenddessen das Putenbrustfilet in einer Teflonpfanne ohne Fett auf höchster Stufe auf jeder Seite in 4 bis 5 Minuten goldbraun braten. Dabei mehrfach wenden. Kurz vor dem Servieren in die Pfanne Zitronensaft (2 TL), Thymianblätter ($^1/_2$ TL), Rapsöl (1 TL) sowie etwas Pfeffer und Salz geben und unter Hitze gut verrühren. Das Ganze auf einen Teller geben und mit der warmen Mangosauce übergießen, dazu das Roggen-Vollkornbrötchen essen.

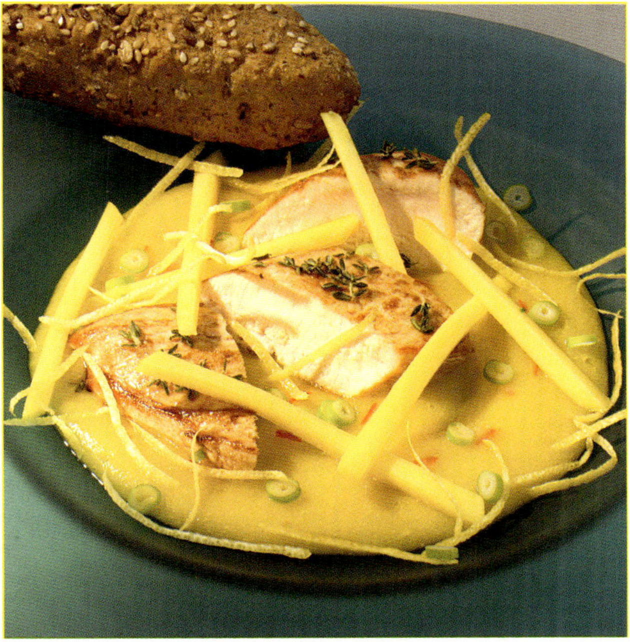

extra STERNE TIPP

Putenbrustfilets liefern pure Eiweißpower für Ihre Muskeln und enthalten zudem noch wenig Fett. So können Sie schneller und effektiver beim Sport neue Fettverbrennungsöfchen aufbauen. Das lässt die Pfunde schneller schmelzen. Und die Eiweißportion am Abend lässt Sie zudem noch fester und seeliger schlummern.

5. Tag – Fettverbrennungstag

Trinken Sie ein Glas (250 ml) stilles Mineralwasser auf nüchternen Magen. Dann schlüpfen Sie in die Sportklamotten: 30 Minuten Bewegung – Ihr Programm.
Wichtig: Über den ganzen Tag verteilt mindestens 3 Liter Mineralwasser oder ungesüßten Grünen Tee oder Roibuschtee trinken.

FRÜHSTÜCK

Ein Zitronenmelisse-Eiweiß-Shake

für eine Portion

Zutaten:

- *200 ml stilles Mineralwasser oder Magermilch (1,5 % Fett)*
- *3 EL Eiweißkonzentrat*
- *1 Zweig Zitronenmelisse*

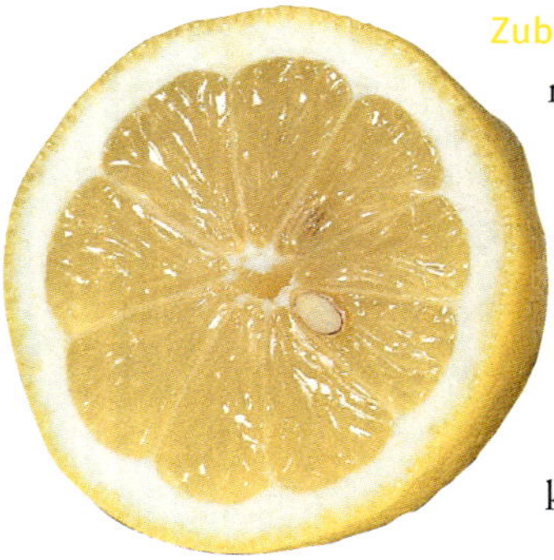

Zubereitung: Das Eiweißkonzentrat (3 EL) mit stillem Mineralwasser oder der Magermilch (200 ml) in den Mixer geben, dazu die klein geschnittenen Zitronenmelisseblätter (von einem Zweig) so lange mixen, bis der Drink schön cremig ist.
Wechseldusche: Warm, kalt, warm, kalt

ZWEITES FRÜHSTÜCK

Ein Teller Bohnen-Pesto-Suppe

aus der Tiefkühltruhe nehmen

Dazu eine ungesüßte Tasse Kaffee oder Tee

Außerdem wichtig: Bei Heißhunger ist über den Tag verteilt so viel rohes Obst und Gemüse erlaubt, wie Sie möchten. Auch das Trinken nicht vergessen, 3 Liter Mineralwasser oder ungesüßten Tee über den Tag verteilt trinken.

MITTAGS

Ein Zitronen-Buttermilch-Shake

für eine Portion

Zutaten:

- *3 EL Eiweißkonzentrat*
- *100 ml Buttermilch*
- *1 Orange*
- *1 unbehandelte Zitrone*
- *1 Grapefruit*
- *1 TL Honig*

Zubereitung: Das Eiweißpulver (3 EL) zusammen mit der Buttermilch (100 ml) in den Mixer geben. Dazu den Saft einer unbehandelten Zitrone und einer geschälten und gewürfelten Grapefruit und Orange. Zum Schluss den Honig (1 TL) dazugeben und alles gut miteinander zu einem glatten Drink mixen.

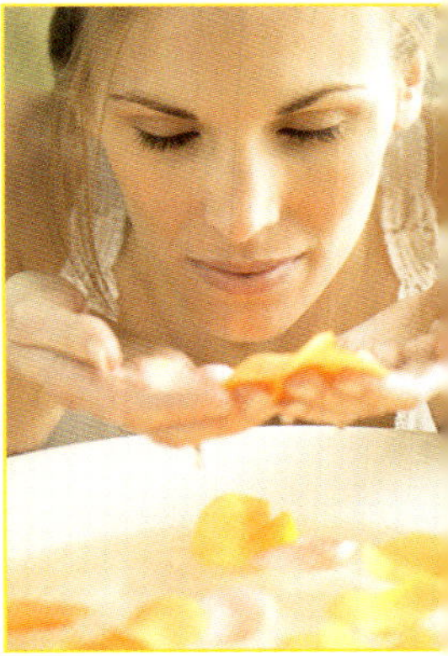

ABENDS

Ein Zitronen-Buttermilch-Shake

Rezept siehe oben

und einen Kräuterdrink

für eine Portion

Zutaten:

- *100 g Magerquark*
- *2 TL Zitronensaft*
- *1/8 Liter Sojamilch*
- *1 TL Olivenöl*
- *jeweils einen Zweig Basilikum, Petersilie, Dill und Estragon*
- *Salz und Pfeffer*

Zubereitung: Zuerst das Basilikum, die Petersilie, den Dill und Estragon (jeweils 1 Zweig) waschen, trocken tupfen, abzupfen und zerkleinern. Dann zusammen mit Magerquark (100 g), Zitronensaft (2 TL), Sojamilch (1/8 Liter) und Olivenöl (1 TL) in einen Mixer geben und gut miteinander mischen. Zum Schluss mit Salz und Pfeffer abschmecken.

VOR DEM SCHLAFEN GEHEN

Ein Schlummer-Eiweiß-Drink

Rezept: siehe Seite 35

6. Tag – Vitaldiät-Tag

Rezepte für den Mittag und Abend dürfen wieder miteinander getauscht werden, je nachdem, wann Sie lieber Ihre warme Mahlzeit essen. Bei großem Hunger dürfen Sie sich zusätzlich zwei bis drei Eiweiß-Shakes mehr genehmigen und dazu noch so viel rohes Obst und Gemüse knabbern, wie Sie möchten.

Trinken Sie ein Glas (250 ml) stilles Mineralwasser auf nüchternen Magen. Dann schlüpfen Sie in die Sportklamotten: 30 Minuten Bewegung – Ihr Programm.

Wichtig: Über den ganzen Tag verteilt mindestens 3 Liter Mineralwasser oder ungesüßten Grünen Tee oder Roibuschtee trinken.

FRÜHSTÜCK

Ein Himbeer-Orangen-Salat

für eine Portion

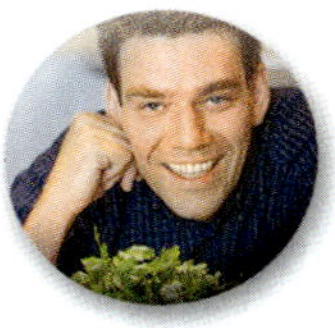

Zutaten:

- *150 g Himbeeren (frische oder tiefgefrorene)*
- *1 Orange*
- *1 EL Zitronensaft*
- *1/2 TL Honig*
- *1 Zweig frische Minze*

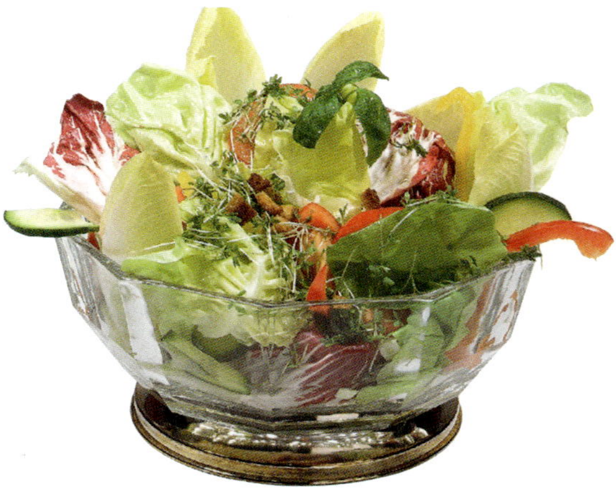

Zubereitung: Die aufgetauten bzw. frischen Himbeeren (150 g) in eine Schüssel geben. Die Orange (1 Stück) schälen, in Spalten teilen, würfeln und zu den Himbeeren geben. Nun den Zitronensaft (1 EL) mit dem Honig (1/2 TL) verrühren und über das Obst träufeln. Die Minze (1 Zweig) waschen, trocken tupfen, die Blätter abzupfen, grob hacken und obendrauf streuen.

Wechseldusche: Warm, kalt, warm, kalt

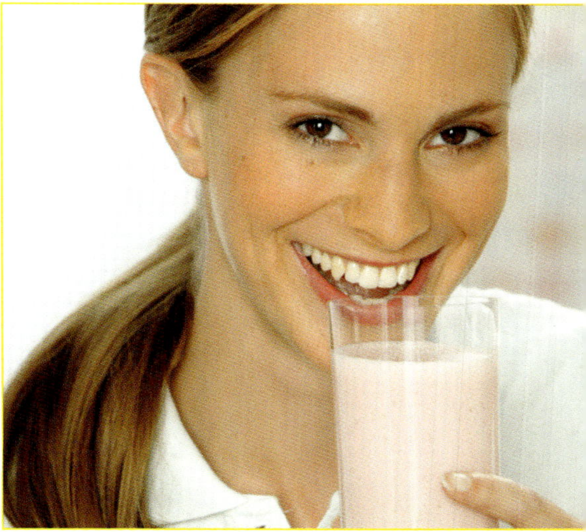

MITTAGS

Eine Kiwi-Mandel-Eiweiß-Milch

für eine Portion

Zutaten:

- *3 EL Eiweißkonzentrat*
- *3 Kiwi*
- *1 EL Apfeldicksaft*
- *1 Vanilleschote*
- *2 TL gemahlene und geröstete Mandeln*
- *150 ml Magermilch (1,5 % Fett)*

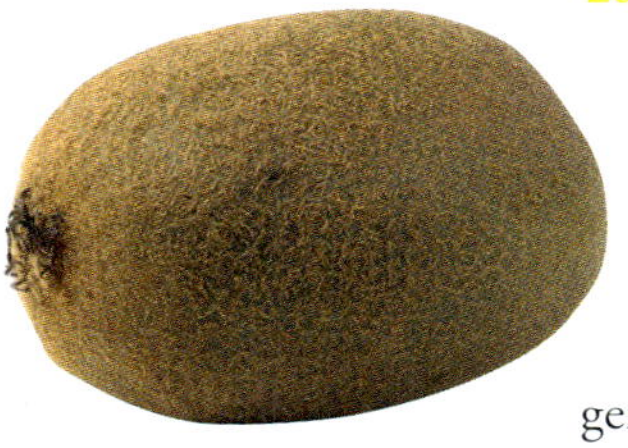

Zubereitung: Die Kiwi (3 Stück) schälen und in Scheiben schneiden. Dann zusammen mit dem Apfeldicksaft (1 EL), den gerösteten und gemahlenen Mandeln (2 TL), der Magermilch (150 ml) und dem ausgekratzten Vanillemark (einer Schote) in den Mixer geben und zu einem cremigen Drink mischen.

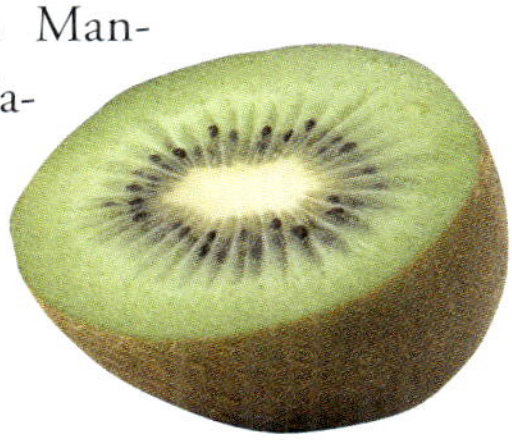

ABENDS

Scharfe Curry-Penne

für eine Portion

Zutaten:

- *100 g Broccoliröschen*
- *60 g Penne*
- *1 Frühlingszwiebel*
- *1 kleine Knoblauchzehe*
- *1 kleine Peperoni*
- *2 EL Olivenöl*
- *1/8 Liter Gemüsefond (ohne Glutamat)*
- *1 TL gehackte geröstete Mandeln*
- *1/2 TL Currypulver*
- *Salz und Pfeffer*

Zubereitung: Die gehackten Mandeln (1 TL) in einer beschichteten Pfanne ohne Fett goldbraun rösten und vom Herd nehmen. Die Broccoliröschen (100 g) waschen und putzen. Dann die Penne (60 g) in einem Liter gesalzenem Wasser, wie auf der Verpackung angegeben, bissfest garen. In einem zweiten Topf die Broccoliröschen in 1 Liter Salzwasser gar kochen. Nun die Frühlingszwiebel (1 Stück), die Knoblauchzehe (1 Stück) und Peperoni (1 Stück) putzen bzw. schälen und alles fein würfeln. Das Olivenöl (2 TL) in einer Pfanne erhitzen und das klein gewürfelte Gemüse (Schalotte, Knoblauchzehe und Peperoni) darin andünsten. Mit Gemüsefond (1/8 Liter) ablöschen und das Currypulver (1/2 TL) unter Rühren darin auflösen. Die Sauce etwa 5 Minuten bei mittlerer Hitze einkochen lassen. Die Nudeln und den Broccoli über einem Sieb abschütten und abtropfen lassen und in der Sauce wenden. Zum Schluss mit Salz und Pfeffer abschmecken und mit den gerösteten Mandeln bestreuen.

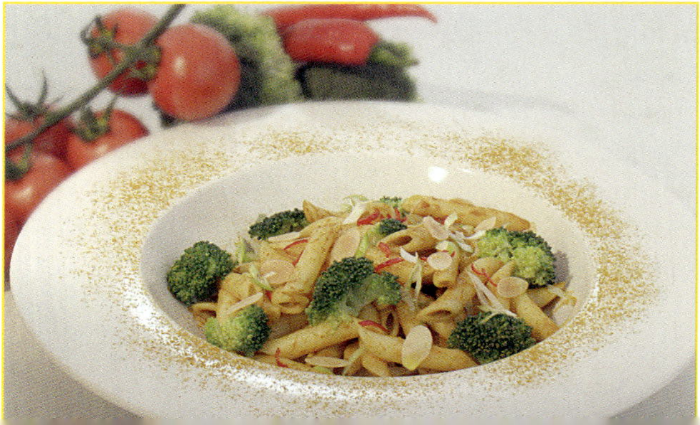

tipp

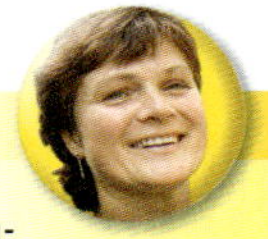

Bei Einladungen am Wochenende war natürlich Alkohol tabu. Ich habe mir ganz einfach Mineralwasser ins Sekt- oder Weizenbierglas gefüllt. Damit konnte ich auch anstoßen und habe mir damit lästige Fragen von anderen Gästen erspart.

7. Tag – Fettverbrennungstag

Trinken Sie ein Glas (250 ml) stilles Mineralwasser auf nüchternen Magen. Dann schlüpfen Sie in die Sportklamotten: 30 Minuten Bewegung – Ihr Programm.
Wichtig: Über den ganzen Tag verteilt mindestens 3 Liter Mineralwasser oder ungesüßten Grünen Tee oder Roibuschtee trinken.

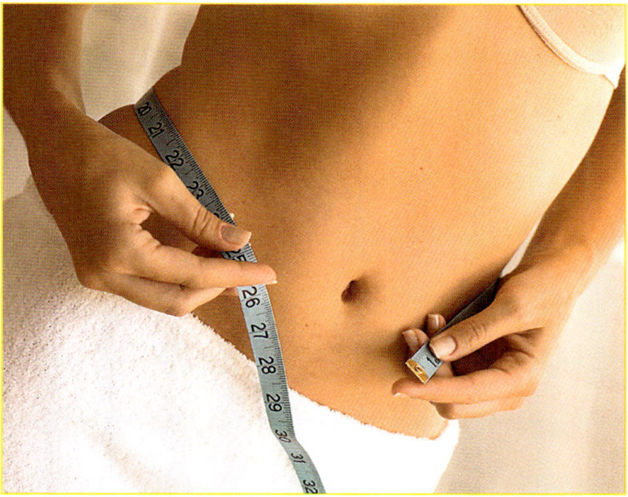

FRÜHSTÜCK

Ein Zimt-Eiweiß-Shake

für eine Portion

Zutaten:

- *200 ml stilles Mineralwasser oder Magermilch (1,5 % Fett)*
- *3 EL Eiweißkonzentrat*
- *1 TL geriebene Zartbitterkuvertüre*
- *jeweils 1 Messerspitze Zimt und Muskat*

Zubereitung: Das Eiweißpulver (3 EL) und das stille Mineralwasser oder die Magermilch (200 ml) in den Mixer geben.

Den Zimt (1 Messerspitze), Muskat (1 Messerspitze) und die Bitterkuvertüre (1 TL) hinzufügen. So lange mixen, bis der Drink schön cremig ist.

ZWEITES FRÜHSTÜCK

Ein Teller Kohlsuppe

aus Ihrer Tiefkühltruhe

Dazu eine ungesüßte Tasse Kaffee oder Tee

Wechseldusche: Warm, kalt, warm, kalt

Außerdem wichtig: Bei Heißhungerattacken über den Tag so viel rohes Obst und Gemüse essen, wie Sie möchten.

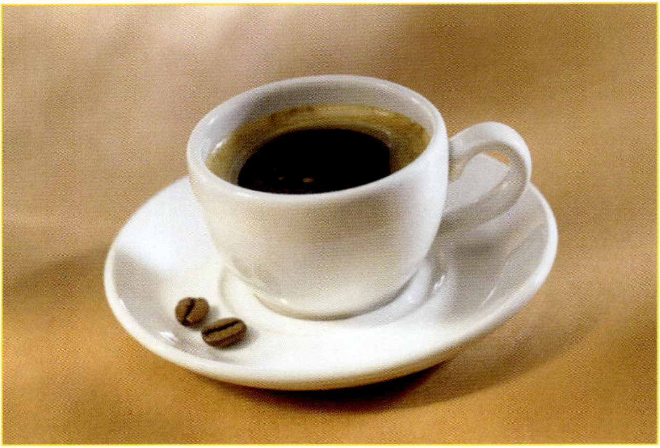

MITTAGS

Ein Bananen-Eiweiß-Shake

für eine Portion

Zutaten:

- *3 EL Eiweißkonzentrat*
- *1 Banane (ca. 100 g)*
- *50 g Magerjoghurt*
- *100 ml Sojamilch*
- *1 TL Zitronensaft*
- *1 TL Honig*

Zubereitung: Die Banane (1 Stück) schälen und in Scheiben schneiden. Dann zusammen mit dem Magerjoghurt (50 g),

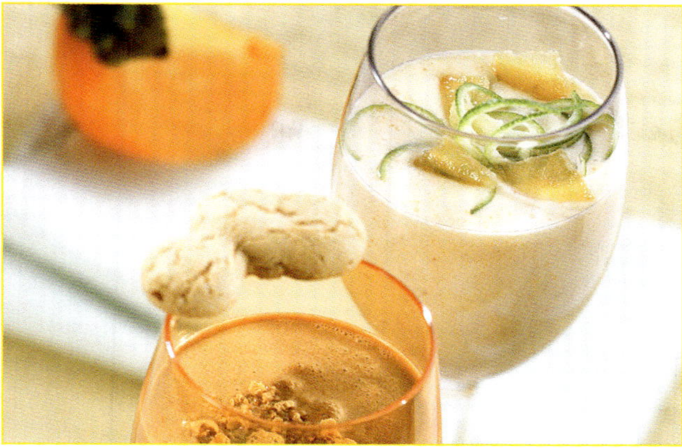

der Sojamilch (100 ml), dem Zitronensaft (1 TL), dem Honig (1 TL) und dem Eiweißpulver (3 EL) in den Mixer geben und cremig rühren.

ABENDS

Ein Bananen-Eiweiß-Shake

Rezept siehe mittags

und ein scharfer Gemüse-Drink

für eine Portion

Zutaten:

- *50 ml Tomatenpüree*
- *1 kleine Paprika (ca. 100 g)*
- *1 Karotte*
- *1/2 kleine rote Zwiebel*
- *75 ml Gemüsesaft*
- *100 ml Gemüsefond*
- *1 TL Aceto Balsamico*
- *2–3 Blätter Basilikum*
- *jeweils 1 Messerspitze Chilipulver und Muskat*
- *Salz und frisch gemahlener Pfeffer*

Zubereitung: Die Paprika (1 Stück), die Karotte (1 Stück) und die geschälte rote Zwiebel (1/2 Stück) waschen und schälen. Die Paprika und die Zwiebel würfeln, die Karotte in Scheiben schneiden. Dann das Tomatenpüree (50 ml), die Paprika- und Zwiebelwürfel sowie die Karottenscheiben zusammen

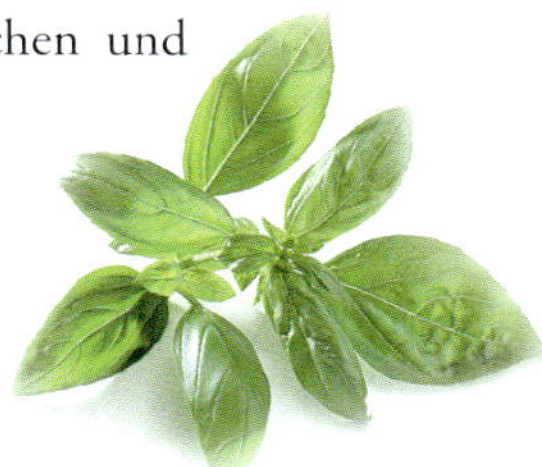

extra STERNE TIPP

Tomatenpüree ist übrigens besonders reich an Lycopin. Dieser sekundäre Pflanzenstoff ist ein freier Radikalfänger und beugt hervorragend Krebserkrankungen vor.

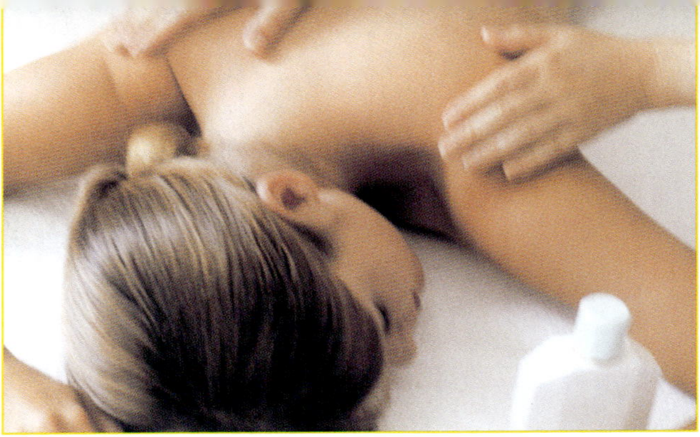

mit dem Gemüsesaft (75 ml) im Mixer fein pürieren. Danach den Gemüsefond (100 ml) und Aceto Balsamico-Essig (1 TL) dazugeben und miteinander mixen. Zum Schluss mit Chilipulver und Muskat (jeweils 1 Messerspitze) und etwas Salz und Pfeffer abschmecken. Durchrühren und in ein hohes Glas gießen.

VOR DEM SCHLAFEN GEHEN

Ein Schlummer-Eiweiß-Drink

Rezept: siehe Seite 35

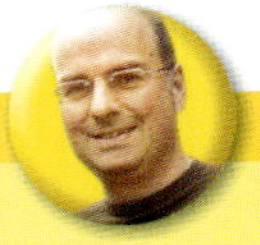

diät-tester fragen:

Andreas Rauschenbach: *Von dem Obst und Gemüse, das ich während der Sternediät naschen durfte, habe ich gelegentlich Magenschmerzen bekommen. Und zwar besonders stark, wenn ich Ananas gegessen habe. Was habe ich falsch gemacht?*

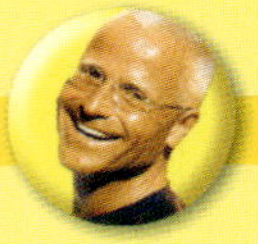

dr. ulrich strunz antwortet:

Sie haben nichts falsch gemacht. Viele Leute haben säureempfindliche Mägen. Darauf kann man sich einstellen, indem man bewusst säurearmes Obst wie z.B. Bananen isst und notfalls die Säure mit einem Schluck Milch abpuffert.

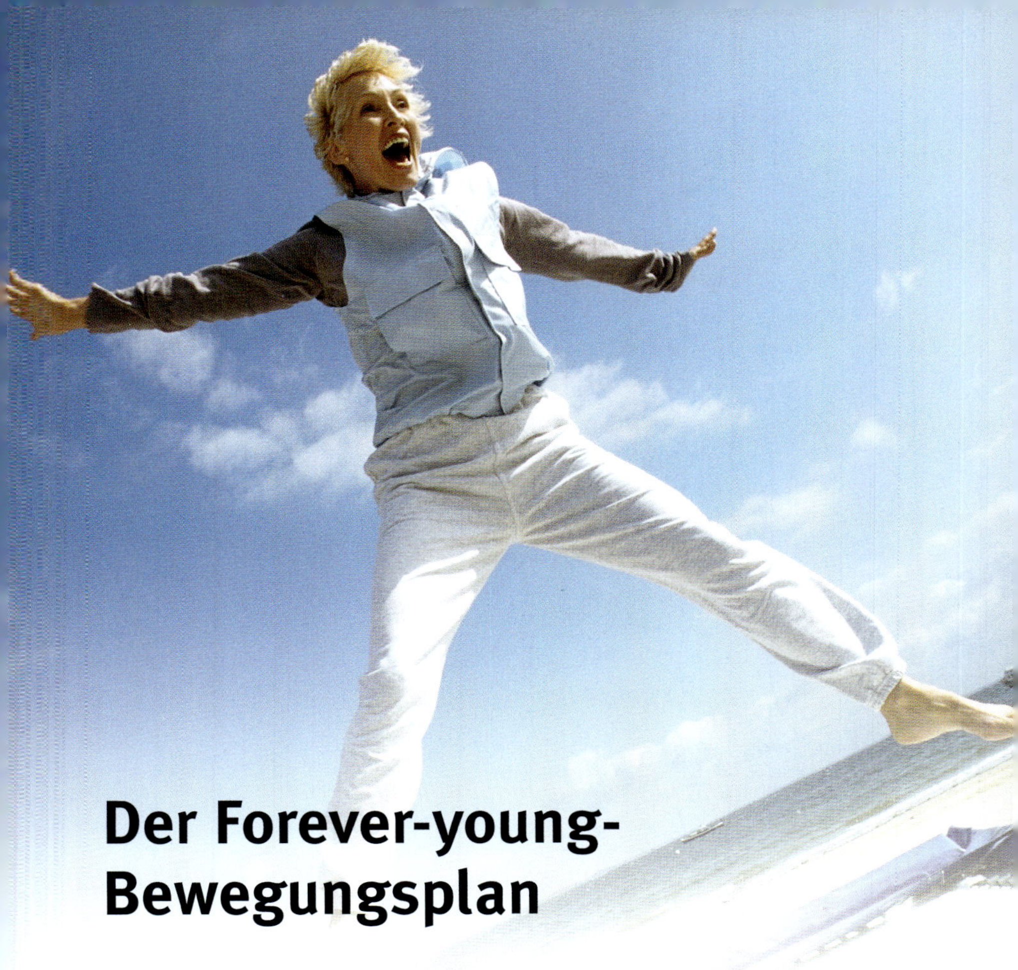

Der Forever-young-Bewegungsplan

Nur Muskeln bauen Fett ab. Deshalb müssen Sie zunächst Muskeln aufbauen – und das geht nur mit Eiweiß und Bewegung.

Schritt 1: Zunächst sollten Sie entscheiden, welches Bewegungsprogramm für Sie am besten geeignet ist. Je nach Gesundheits- und Leistungszustand empfiehlt sich für

- leicht Übergewichtige: LAUFEN (siehe Seite 122)
- leicht Übergewichtige und Übergewichtige mit Gelenkproblemen: NORDIC WALKING (siehe Seite 126)
- stark Übergewichtige und stark Übergewichtige mit Gelenkproblemen: TRAMPOLINSPRINGEN (siehe Seite 130)

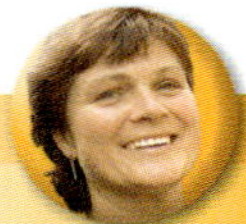

tipp

Die Pulsuhr fand ich während der Diät superwichtig. So konnte ich genau sehen, wie viel Kalorien ich verbraucht habe und ob ich auch im optimalen Fettverbrennungsbereich gelaufen bin. So konnte ich meine Leistungen messen und auch schwarz auf weiß sehen. Das spornt an.

Schritt 2: Egal, für welches der drei Programme Sie sich entscheiden, berechnen Sie Ihre *maximale Pulsfrequenz*. Denn nur wer mit dem richtigen Puls Sport treibt, nimmt auch ab. Kontrollieren können Sie Ihren Puls am besten mit einem Pulsmesser, z. B. von Polar (der Preis: ab ca. 60 Euro).

Finden Sie nun Ihre maximale Herzfrequenz heraus und zwar mit folgender Formel:

Für Frauen gilt:
226 – ALTER = MAXIMALE PULSFREQUENZ (MAX. PF)
Für Männer gilt:
220 – ALTER = MAXIMALE PULSFREQUENZ (MAX. PF)

Beispiel: Eine 40-jährige Frau rechnet so: 226 – 40 (Alter) = 186 (max. PF)

Schritt 3: Das Sportprogramm mit der maximalen Pulsfrequenz koppeln.

Für Anfänger gilt:
1. Woche: Training im **GENUSSBEREICH**
2. Woche: Training im **WOHLFÜHLBEREICH**
3. Woche: Training im **MEHRWERTBEREICH**
4. Woche: Training im **MEHRWERTBEREICH**

Bessertrainierte können schon in der ersten Woche im Mehrwertbereich starten. An Tagen, an denen Sie sich nicht so fit fühlen, können Sie auch im Wohlfühlbereich trainieren. Probieren Sie es aus. Das Training sollte Sie zwar fordern, aber auf keinen Fall überfordern.

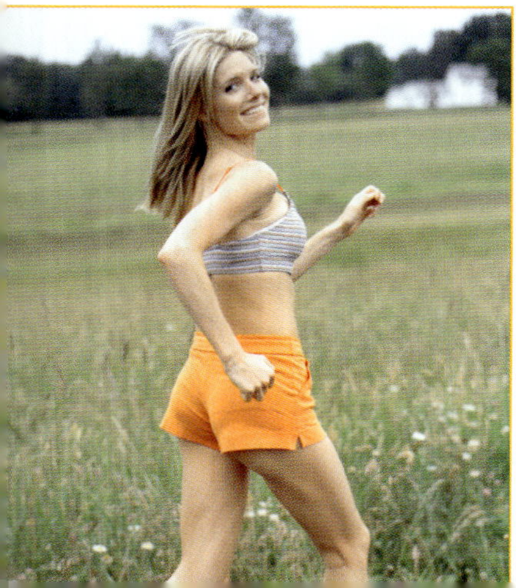

Beispiel: Unsere 40-jährige Frau hat einen Maximalpuls von 186. Diesen Wert finden Sie in der unteren Tabelle in der ganz rechten Spalte. Als Anfängerin beginnt sie im Genussbereich. Der Puls während des Bewegungsprogramms sollte in der ersten Woche also zwischen 112–130 Schlägen pro Minute liegen.

1. Gang 60 – 70 %	2. Gang 70 – 75 %	3. Gang 75 – 80 %
Genussbereich	Wohlfühlbereich	Mehrwertbereich
langsam angenehm	zügig locker	zügig anstrengend

60 %	70 %	75 %	80 %	100 % Max. Pulsfrequenz
		pro Minute		
132	154	165	176	220
131	153	164	175	219
131	153	164	174	218
130	152	163	174	217
130	151	162	173	216
129	151	161	172	215
129	150	161	171	214
128	149	160	170	213
127	148	159	170	212
127	148	158	169	211
126	147	158	168	210
125	146	157	167	209
125	146	156	166	208
124	145	155	166	207
124	144	155	165	206
123	144	154	164	205
123	143	153	163	204
122	142	152	162	203

Das Training sollte Sie fordern, aber nicht überfordern! Trainieren Sie an Tagen, an denen Sie nicht so fit sind, im Wohlfühlbereich.

60 %	70 %	75 % pro Minute	80 %	100 % Max. Pulsfrequenz
121	141	151	161	201
120	140	150	160	200
120	139	149	159	199
119	139	149	158	198
118	138	148	158	197
118	137	147	157	196
117	137	146	156	195
117	136	146	155	194
116	135	145	154	193
116	134	144	154	192
115	134	143	153	191
114	133	143	152	190
113	132	142	151	189
113	132	141	150	188
112	131	140	150	187
112	130	140	149	186
111	130	139	148	185
110	129	138	147	184
110	128	137	146	183
109	127	137	146	182
108	127	136	145	181
107	126	135	144	180
107	125	134	143	179
106	125	134	142	178

60 %	70 %	75 % pro Minute	80 %	100 % Max. Pulsfrequenz
106	124	133	142	177
105	123	132	141	176
104	123	131	140	175
104	122	131	139	174
103	121	130	138	173
103	120	129	138	172
102	120	128	137	171
102	119	128	136	170
101	118	127	135	169
101	118	126	134	168
100	117	125	134	167
100	116	125	133	166
99	116	124	132	165

Und das bedeuten die einzelnen Gänge:
Der Genussbereich ist richtig für Anfänger in der ersten Woche des Bewegungsprogramms. Oder für Anfänger in der zweiten Woche an den weniger fitten Tagen.
Der Wohlfühlbereich ist ideal für Anfänger in der zweiten Woche oder für Fortgeschrittene an den weniger fitten Tagen. Das Tempo ist noch angenehm, und Sie bauen damit eine stabile Basis auf. Sie haben genügend Luft zum Sprechen und Laufen und kommen nicht zu stark außer Atem. Sie könnten also schneller und hätten noch Reserven. Wenn Sie dieses Gefühl haben, trainieren Sie im richtigen Bereich.
Der Mehrwertbereich bringt Sie langsam an Ihren Grenzpuls

Die angegebenen Pulswerte sind nur ein Richtwert. Hören Sie auf Ihren Körper und vermeiden Sie Überanstrengung!

heran. Als Anfängerin wird Ihnen das Tempo zügig vorkommen, als Fortgeschrittene optimal.

Achtung: Bedenken Sie, dass Ihre errechneten Pulswerte nur eine grobe Richtlinie sind. Halten Sie sich nicht sklavisch an die Pulswerte und hören Sie auf Ihren Körper, ob Sie sich noch wohlfühlen. Starten Sie lieber zu langsam als zu schnell. Denn wenn Sie sich überanstrengen, tut das der Gesundheit nicht gut. Und Sie nehmen viel langsamer ab.

Schritt 4: Je nachdem, welcher Typ Sie sind, starten Sie nun mit dem Bewegungsprogramm.

Das Forever-young-Bewegungsprogramm: Laufen

für leicht Übergewichtige

Wenn Sie mit einem Lächeln laufen, geht es leichter.

Laufen Sie täglich 30 Minuten. Und zwar im Mehrwertbereich (75–80 % der maximalen Pulsfrequenz, siehe Seite 119). Falls Sie sich an manchen Tagen nicht so fit fühlen, wechseln Sie in den Wohlfühlbereich, damit Sie sich nicht überanstrengen. Der richtige Puls ist deshalb wichtig, da Sie nur so auch Fett verbrennen. Ist der Puls zu hoch, verbrennen Sie nur Kohlenhydrate, aber kein Fett. Wichtig: Laufen Sie locker und mit einem Lächeln! Kontrolliert von der Pulsuhr, die Sie piepsend warnt, wenn Sie sich zu sehr anstrengen.

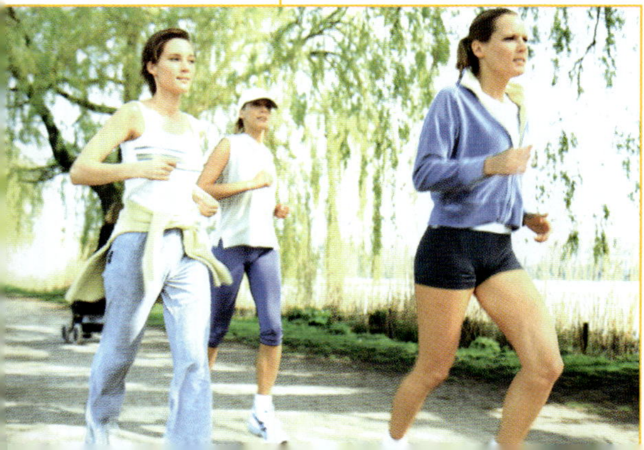

Wichtige Lauf-Tipps:

- *Die richtige Geschwindigkeit:* Vor allem zu Beginn des Programms ist Ihre Laufgeschwindigkeit zweitrangig. Es ist sogar gesünder und effektiver, langsam zu laufen. Denn wer zu schnell läuft, hat einen zu hohen Puls und verbrennt damit kein Fett mehr, sondern nur Kohlenhydrate. Außerdem ist bei zu schnellem Laufen das Verletzungsrisiko sehr hoch. Laufen Sie so, dass Sie sich dabei noch unterhalten könnten. Sie sind Anfänger? Dann legen Sie – wenn nötig – auch kurze Gehpausen ein. Wichtig ist nämlich, wie lange Zeitintervalle Sie laufen, und nicht, wie viele Kilometer in welchem Tempo. Steigern Sie deshalb nach und nach nur Ihre Zeitintervalle. Geschwindigkeit und Kondition kommen dann irgendwann von alleine.

Laufen Sie locker und entspannt: nur mit der richtigen Pulsfrequenz können Sie Fett verbrennen.

- *Richtige Technik:* Laufen Sie mit kleinen Schritten. So können Sie leichtfüßig auf dem Vorfuß landen und mit der Ferse locker nachfedern. Nicht mit dem ganzen Fuß schwer »aufklatschen«, sonst werden die Gelenke zu stark belastet, und es kann zu Verletzungen und Abnutzungen kommen. Den Oberkörper beim Laufen locker und gerade halten, die Arme im 90-Grad-Winkel halten und parallel zum Körper locker mitschwingen. Die Arme nicht zu hoch ziehen, denn sonst bekommen Sie beim Laufen weniger Luft und es kommt zu Verkrampfungen im Schulter- und Nackenbereich. Die Hände sollten eine lockere Faust bilden.

  Wichtig: Vergessen Sie das Lächeln nicht, dann entspannen Sie sich nämlich ganz automatisch.
- *Seitenstechen vermeiden:* Wenn Sie beim Laufen ein starkes Stechen unterhalb der Rippen spüren, kann das zwei Ursachen haben. Entweder haben Sie vor dem Laufen zu viel gegessen, dann ist Ihr Körper so sehr mit der Verdauung beschäftigt, dass nicht mehr genug Blut ins Zwerchfell kommt. Deshalb sollten Sie immer erst ein bis zwei Stunden nach den Mahlzeiten laufen. Oder aber Sie atmen

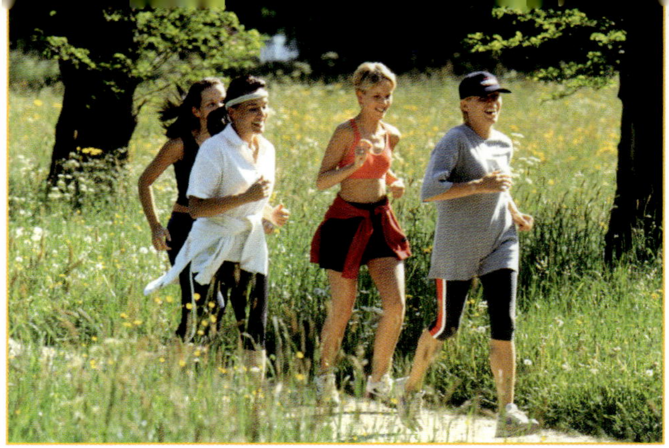

falsch. Das Zwerchfell wird nur beim Ausatmen mit Sauerstoff versorgt. Wenn Sie zu schnell atmen oder stärker einals ausatmen, bekommt das Zwerchfell zu wenig Sauerstoff, auch das führt zu Seitenstechen.

Wenn Sie Seitenstechen haben, drücken Sie fest mit der Faust auf die schmerzende Stelle und atmen Sie einfach länger aus als ein. Achten Sie beim weiteren Laufen darauf, dass Sie gleichmäßig und ruhig atmen.

Gleichmäßiges und ruhiges Atmen beugt Seitenstechen vor.

1. und 2. Woche:

Halten Sie sich bitte an folgendes 35-minütiges Programm:

Starten Sie zum Warmwerden mit 5-minütigem leichtem Gehen. Joggen Sie dann im Wechsel jeweils 1 Minute im Wohlfühlbereich (also mit 70–75 % Ihrer maximalen Pulsfrequenz) und walken Sie 3 Minuten im Genussbereich (also mit 60–70 % Ihrer maximalen Pulsfrequenz). Insgesamt die Intervalle Walken und Joggen wie beschrieben 30 Minuten durchführen.

Zum Schluss 5 Minuten dehnen und langsam laufen als Cool down. Wichtig: Nicht überanstrengen oder den Puls überschreiten. Denn ist der Puls zu hoch, verbrennen Sie nur Kohlenhydrate, aber kein Fett.

Für die Fitteren: Wenn Sie schon eine gute Kondition haben, dann können Sie im Genussbereich auch locker joggen statt walken. Das gilt auch für die folgenden Wochen.

3. Woche:

Starten Sie zum Warmwerden mit 5-minütigem leichtem Gehen. Joggen Sie jetzt im Wechsel jeweils 2 Minuten im Wohlfühlbereich (also mit 70–75 % Ihrer maximalen Pulsfrequenz) und walken Sie 2 Minuten im Genussbereich (also mit 60–70 % Ihrer maximalen Pulsfrequenz). Insgesamt die Intervalle Walken und Joggen wie beschrieben 30 Minuten durchführen. Zum Schluss 5 Minuten dehnen und langsam laufen als Cool down.

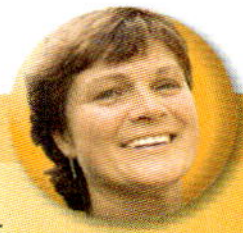

tipp

Ich weiß jetzt, dass gute Laufschuhe enorm wichtig sind. Früher bin ich ab und zu in meinen alten, ausgelatschten Schuhen zum Sport, und mir taten danach oft die Füße und Gelenke weh. Heute, mit den neuen Schuhen, habe ich damit keine Probleme mehr.

4. Woche:

Starten Sie zum Warmwerden mit 5-minütigem leichtem Gehen. Joggen Sie jetzt im Wechsel jeweils 3 Minuten im Wohlfühlbereich (also mit 70–75 % Ihrer maximalen Pulsfrequenz) und walken Sie 2 Minuten im Genussbereich (also mit 60–70 % ihrer maximalen Pulsfrequenz). Insgesamt die Intervalle Walken und Joggen wie beschrieben 30 Minuten durchführen. Zum Schluss 5 Minuten dehnen und langsam laufen als Cool down. Wichtig: Auch nach diesen 4 Wochen sollten Sie weiter das Bewegungsprogramm Walken und Joggen im Wechsel durchführen. Versuchen Sie dabei von Woche zu Woche, Ihre Joggingintervalle zu erhöhen und die Walkingintervalle zu verringern. Und zwar so, bis Sie eine halbe Stunde am Stück Joggen können.

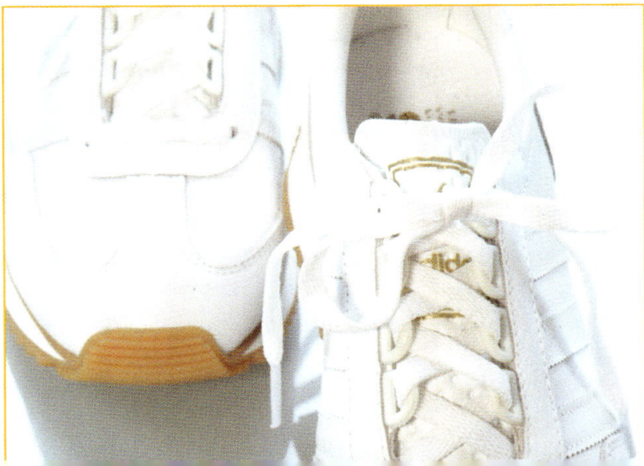

Das Forever-young-Bewegungsprogramm: Nordic Walking

für leicht Übergewichtige und Übergewichtige mit Gelenkproblemen

Nordic Walking ist kinderleicht zu lernen. Denn die Bewegung entspricht der beim gewohnten Gehen – nur der Einsatz der Arme wird durch die Stöcke verstärkt. Wie beim Spazierengehen schwingt auch beim Nordic Walking mit dem Bein die entgegengesetzte Hand nach vorne. Das heißt: Geht der rechte Fuß vor, kommt auch die linke Hand nach vorne und umgekehrt.

Und so sieht der Bewegungsablauf beim Nordic Walking genau aus: Der Fuß setzt mit der Fersenaußenseite auf. Beim Aufsetzen der Ferse ist das Bein leicht gebeugt, denn durch das gebeugte Knie und das Nachgeben des Fußes wird der Stoß beim Auftreten abgefedert. Der Fuß rollt dann über die ganze Sohle ab. Wenn Sie sich nicht verkrampfen und ganz locker gehen, werden Sie dazu automatisch die Arme in der richtigen Abfolge mit bewegen, also rechtes Bein/linker Arm, linkes Bein/rechter Arm. Der linke Stock setzt dann am Boden auf, wenn die rechte Ferse den Boden berührt und umgekehrt.

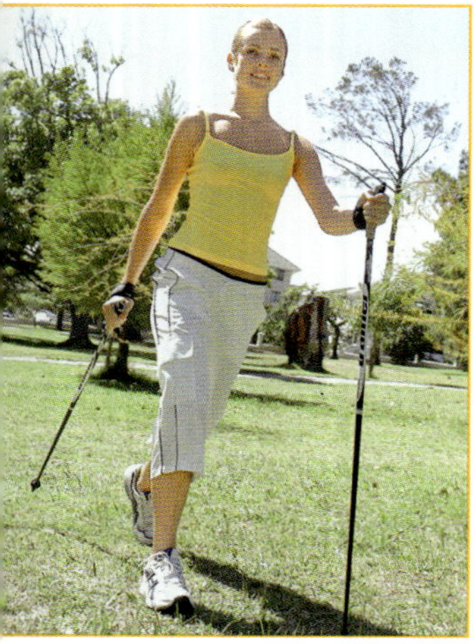

Am Anfang sollten Sie langsam und entspannt losgehen, ohne auf die Arme zu achten. Lassen Sie Ihre Hände dabei locker und geöffnet, so dass die Stöcke an den Schlaufen hängen und am Boden entlangschleifen. Schon jetzt merken Sie nämlich, dass sich Ihre Arme fast wie von selbst mitbewegen. Erst dann nehmen Sie die Stöcke in die Hand und schwingen sie mit. Achten Sie auf den Punkt, an dem der Stock auf den Boden aufgesetzt wird. An diesem Punkt drücken Sie sich dann zunächst leicht, dann nach und nach etwas stärker ab, bis Sie richtig Schwung bekommen.

Starten Sie nicht zu schnell! Sonst besteht die Gefahr, dass Sie durcheinander kommen und die Bewegungen nicht richtig ausführen. Eine Pulsuhr sollte kontrollieren, dass Sie mit Ihrem optimalem Puls laufen – und nicht zu schnell (oder zu langsam) werden.

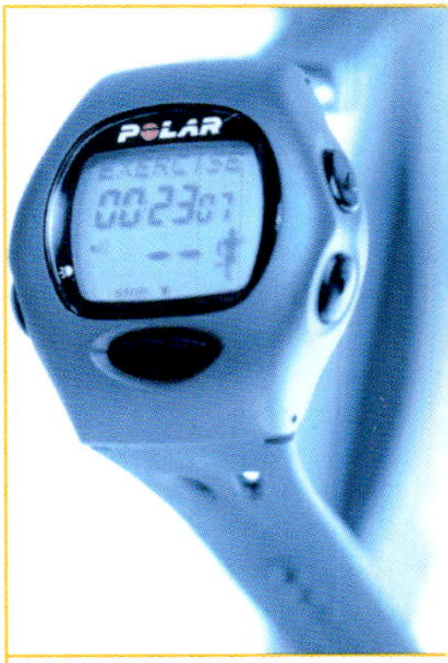

Eine Pulsuhr hilft, mit der optimalen Pulsfrequenz zu trainieren.

Wichtige Nordic-Walking-Tipps:

- *Nach dem Abstoßen die Hand am Griff leicht öffnen.* Der Stock hängt dann bis zum nächsten Abstoßen locker an der Handschlaufe. Dadurch hat die Hand-, Arm- und Schultermuskulatur eine kurze Verschnaufphase und kann entspannen. Ist der Arm am Körper vorbeigeschwungen, schließt sich die Hand wieder und umfasst den Stockgriff, um sich erneut abzustoßen.
  Wichtig: Umklammern Sie die Stöcke nie zu fest. Sonst verkrampft sich sehr schnell die Arm- und Schultermuskulatur, und Sie sind am nächsten Tag verspannt und haben zudem noch Muskelkater.
- *Den Stock nicht zu weit vorne aufsetzen.* Führen Sie die Stöcke immer nah am Körper entlang und setzen Sie sie hinter dem vorgehenden Fuß wieder auf. Die Stöcke sind also immer schräg nach hinten geneigt, nie senkrecht. Werden die Stöcke zu weit vorne aufgesetzt, können Sie weniger Schwung nehmen und belasten außerdem Ihre Schultermuskeln stark. Die Folgen können Verspannungen und ein böser Muskelkater sein.
- *Machen Sie große Schritte.* Denn je größer die Schritte sind, desto einfacher ist es, die Arm- und Stockbewegung richtig durchzuführen. Und nur dann werden Ihre Oberkörpermuskeln optimal beansprucht, und Sie können die maximale Menge an Fett verbrennen.

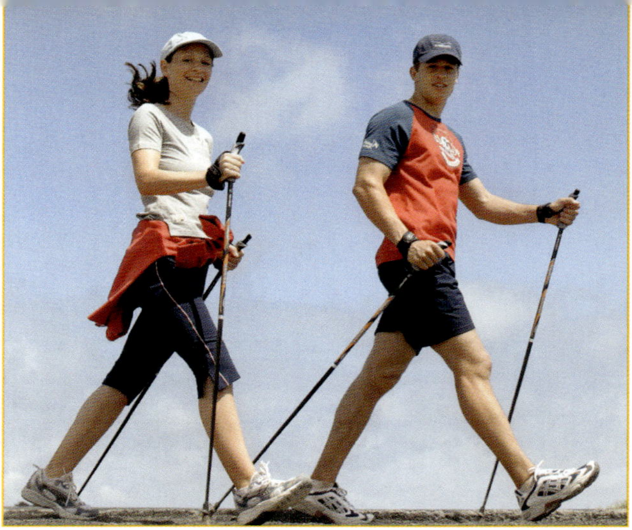

1. Woche:

Gehen Sie die erste Woche gemütlich an. Nicht die Strecke zählt, die Sie zurücklegen, und auch nicht die Geschwindigkeit, die Sie walken. Wichtig ist nur, dass Sie jeden Tag eine halbe Stunde unterwegs sind. Und ein bisschen ins Schwitzen kommen. Als Anfänger trainieren Sie im Genussbereich mit 60 bis 70 % Ihres Maximalpulses. Besser Trainierte dürfen sich schon von Anfang an im Mehrwertbereich bewegen. Genießen Sie die frische Luft und die Natur. Ein bisschen anstrengen sollten Sie sich aber schon. Damit Sie in den Genuss der fettverbrennenden Sauerstoffdusche kommen, Kondition und Kraft tanken.

2. Woche:

Versuchen Sie nun einen Tick zügiger zu walken. Machen Sie Dampf, indem Sie kräftig die Arme einsetzen und beim Abdruck bis hinter die Hüfte durchziehen. Die Schritte werden dabei länger. Konzentrieren Sie sich ein bisschen auf eine korrekte Technikausführung. Achten Sie vor allem auf eine aufrechte Körperhaltung. Und vergessen Sie die Arme nicht. Der Puls bleibt immer im Wohlfühlbereich mit 70 bis 75 % Ihrer maximalen Pulsfrequenz.

3. Woche:

Die richtige Technik ist inzwischen ein Kinderspiel. Nun ist es Zeit, ein paar Reserven rauszulocken. Noch ein bisschen mehr Gas zu geben. Denn Ihr Körper passt sich an die Belastung an. Diese Woche tasten Sie sich erstmals an Ihren Grenzpuls heran. Der Grenzpuls ist der höchste Puls, den Sie erreichen können, ohne dass Ihrem Muskel der Sauerstoff ausgeht und Sie völlig außer Atem kommen. Und der liegt im Mehrwertbereich mit 75 bis 80 % Ihres Maximalpulses.

4. Woche:

Kurz unter dem Grenzpuls, an der oberen Schwelle Ihres Mehrwertbereiches, walken Sie nun locker, lächelnd im Sauerstoffüberschuss. Sie werden spüren, fühlen, erfahren: ein Erlebnis. Den Grenzpuls sollten Sie niemals überschreiten. Denn dann verbrennt der Muskel ausschließlich Zucker. Fett lässt er auf der Hüfte liegen – und das wollen Sie ja nicht. Außerdem produziert Ihr Muskel dann den Leistungskiller Milchsäure. Sie überflutet den ganzen Körper, macht jeden Trainingseffekt zunichte.

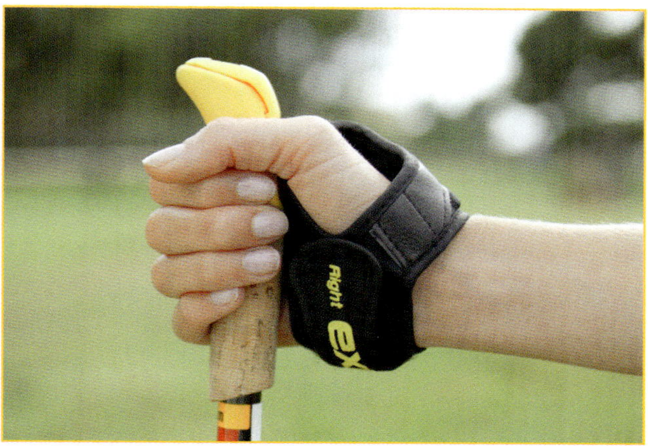

extra STERNE TIPP

Wichtig ist auch die richtige Ausrüstung. Sie sollten feste und stabile Laufschuhe tragen, bequeme Sportbekleidung und sich vor allem die richtigen Stöcke zulegen. Stöcke aus Faserverbundstoffen, wie z. B. Carbon, sind am besten. Denn sie sind sehr leicht und stabil und zudem besonders schonend für die Gelenke. Stöcke aus Carbon vibrieren nur wenig und belasten dadurch die Hand- und Ellenbogengelenke nicht so stark. Der Preis: ab ca. 60 Euro erhältlich.

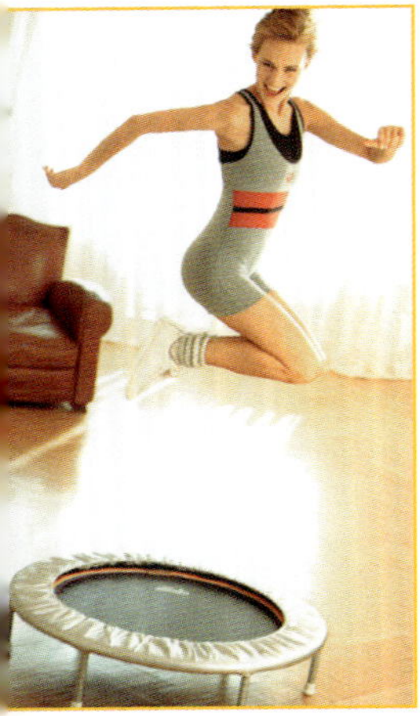

Das Forever-young-Bewegungsprogramm: Trampolinspringen

für stark Übergewichtige und Übergewichtige mit Gelenkproblemen

Trainieren Sie täglich 20 bis 30 Minuten auf dem Trampolin. Sie können darauf wippen, walken, joggen und hüpfen – je nachdem, wie fit Sie sind. Auch hier gilt: Achten Sie auf Ihren Puls, damit Sie effektiv Fett verbrennen und Gesundheit tanken.

Wichtige Trampolin-Tipps:

- Sie brauchen ein gutes Trampolin, keines, bei welchem nach drei Wochen die Federn nachlassen. Keines, auf dem Sie in der vierten Springrunde mit den Füßen auf den Boden kommen. Ein billiges Mini-Trampolin verliert schnell an Elastizität. Das Hüpfen hat keinen Effekt mehr, schadet dem Bewegungsapparat – und macht auch keinen Spaß mehr. (Preis: Qualität gibt's im Fachhandel ab 150 Euro.)
- Auf Socken rutschen Sie aus, gehen Sie barfuß aufs Trampolin oder in Socken mit Rutschnoppen oder Gymnastikschuhen.
- Wohnen Sie in einer hellhörigen Wohnung, dann legen Sie Teppichbodenreste unter die Füße des Mini-Trampolins.
- Das Trampolin-Training bringt den Lymphfluss in Schwung, das bedeutet: Entgiftung. Manchen Menschen ist an den ersten Tagen leicht übel.
- Für Menschen, die unter Schwindel leiden, ist das Trampolin nichts, die bleiben lieber auf dem Boden. Mit Nordic-

Walking-Stöcken. (Für ältere Menschen gibt es übrigens Haltegriffe, die man am Gerät selbst anbringen kann.)

- Die Bewegung steuert den Puls. Wippen ist am wenigsten anstrengend. Dann kommt Walken, gefolgt von Joggen und Hüpfen. Anfängern reicht es meist, auf dem Trampolin zu wippen und zu walken. Mit zunehmender Fitness kann man dann joggen und hüpfen. Je höher man die Beine zieht, je höher man hüpft, desto höher steigt der Puls.
- Die richtige Haltung: Hüftgelenkbreit hinstellen. Körpergewicht auf beide Füße verteilen. Knie leicht beugen, Bauch leicht einziehen (Hohlkreuz vermeiden), Schultern nach hinten unten senken. Das Kinn leicht vorziehen und die Halswirbelsäule aufrichten. So eine gute Haltung aufbauen – ohne sich zu verkrampfen.

Auf dem Trampolin können Sie Walken, Joggen oder Hüpfen – je nachdem, wie fit Sie sich fühlen.

1. und 2. Woche:

Trainieren Sie in der ersten Woche ausschließlich im Genussbereich, ab dem 9. Tag wechseln Sie in den Wohlfühlbereich. Sind Ihnen 20 Minuten zu viel auf einmal, teilen Sie das Programm in zwei Mini-Programme à 10 Minuten. Jede Trainingseinheit, egal in welchem Pulsbereich Sie sich gerade befinden, hat folgende Phasen:

Warm up:

Drei Minuten Einschwingen: Stellen Sie sich hüftbreit auf das Mini-Trampolin und beginnen Sie, leicht mit den Beinen zu schwingen. Die Fußballen bleiben dabei in Kontakt mit der Sprungmatte, die Arme baumeln locker am Körper.

Zwei Minuten Schwingen mit Armschwung: Sie stellen Ihre Beine hüftbreit auf die Matte und beginnen zu wippen. Versuchen Sie, die Bewegung mit Ihrem Oberkörper zu unterstützen, indem Sie die Arme kraftvoll nach oben schwingen.

Vier Minuten Walken: Walken Sie langsam auf dem Trampolin vier Minuten lang und lassen Sie sich bei jedem Schritt leicht nach oben federn. Ihre Füße bleiben aber immer in

Kontakt mit der Sprungmatte. Bauen Sie zwischendurch den Fuß-Kick ein: Sobald Sie ein Bein hochziehen, strecken Sie die Zehenspitzen nach unten, so dass das Fußgelenk gestreckt ist. Immer wieder bewusst mit der ganzen Fußsohle aufkommen. Das kräftigt die Waden.

Drei Minuten Schwingen mit Armschwung: Sie stellen Ihre Beine wieder hüftbreit auf die Matte und beginnen zu wippen. Versuchen Sie die Bewegung mit Ihrem Oberkörper zu unterstützen, indem Sie die Arme kraftvoll nach oben schwingen.

Vier Minuten Walken: Walken Sie wieder langsam vier Minuten auf dem Trampolin und lassen Sie sich bei jedem Schritt leicht nach oben federn. Ihre Füße bleiben aber immer in Kontakt mit der Sprungmatte. Bauen Sie auch hier zwischendurch den Fuß-Kick ein: Sobald Sie ein Bein hochziehen, richten Sie die Zehenspitzen nach unten, so dass das Fußgelenk gestreckt ist. Bewusst mit der ganzen Fußsohle aufkommen. Das kräftigt die Waden.

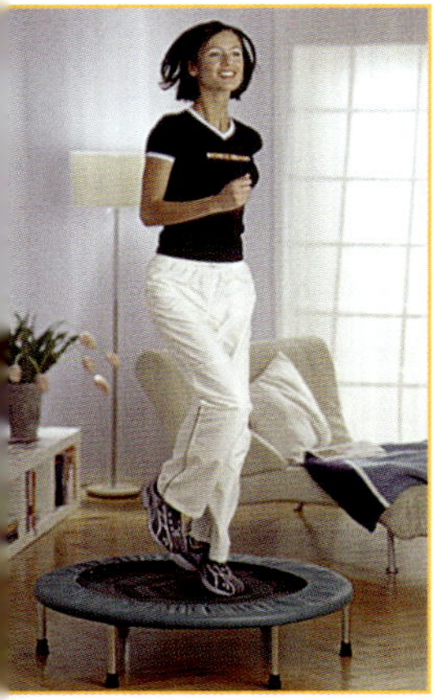

Zwei Minuten Schwingen mit Armschwung: Sie stellen Ihre Beine wieder hüftbreit auf die Matte und beginnen zu wippen. Versuchen Sie die Bewegung mit Ihrem Oberkörper zu unterstützen, indem Sie die Arme kraftvoll nach oben schwingen.

Cool down:

Zwei Minuten Ausschwingen: Beginnen Sie leicht zu schwingen. Die Fußballen bleiben in Kontakt mit der Sprungmatte, die Arme baumeln locker mit und das zwei Minuten lang.

3. und 4. Woche:

In der 3. und 4. Woche benötigen Sie eine knappe halbe Stunde für das Programm. Ab jetzt steigern Sie nur an guten Tagen auch Ihre Pulsleistung, Sie trainieren dann im Mehrwertbereich (Berechnung siehe Seite 118). Versuchen Sie die Übungen übrigens ohne Unterbrechung zu machen, aber ohne sich dabei zu überanstrengen.

Warm up:

4 Minuten Einschwingen: Beginnen Sie leicht zu schwingen. Die Fußballen bleiben in Kontakt mit der Sprungmatte, die Arme baumeln locker mit.

Vier Minuten Walken ohne Rückfedern: Beginnen Sie zügig und ohne zu federn auf der Stelle zu gehen. Ihre Beine fangen die Federung ab, Ihr Oberkörper bleibt ruhig.

Drei Minuten Hüpfen: Stellen Sie sich hüftbreit auf das Trampolin und ziehen Sie Ihren Bauch ein, halten aber nicht die Luft dabei an. Dann beginnen Sie leicht zu hüpfen. Aber nicht zu enthusiastisch, behalten Sie dabei Ihren Puls im Auge! Die Arme baumeln locker mit.

Vier Minuten Walken mit Rückfederung: Walken Sie langsam auf dem Trampolin und lassen Sie sich bei jedem Schritt leicht nach oben federn. Sie gehen beschwingt, Ihre Füße bleiben aber immer in Kontakt mit der Sprungmatte.

Drei Minuten Hüpfen: Beginnen Sie leicht zu springen und versuchen Sie dabei zu twisten. Dazu drehen Sie die Beine abwechselnd nach links und rechts – und zwar solange Sie in der Luft sind. Auf dem Trampolin kommen Sie aber mit beiden Beinen parallel wieder auf. Der Oberkörper bleibt dabei gerade und ruhig. Die Arme stemmen Sie in die Hüfte oder Sie schwingen sie in der Luft in die Gegenrichtung zu Ihren Beinen mit.

Vier Minuten Walken ohne Rückfedern: Beginnen Sie zügig und ohne zu federn auf der Stelle zu gehen. Ihr Oberkörper bleibt dabei ruhig, die Arme schwingen locker mit.

Drei Minuten Hüpfen: Sie springen wieder. Und wenn Sie zwischendurch Lust haben, drehen Sie die Beine nach außen oder innen. Einmal sind die Zehen, dann die Fersen zueinander gedreht. Die Hände stemmen Sie in die Hüfte. Die Arme schwingen dabei locker mit.

Cool down:

Vier Minuten Ausschwingen: Beginnen Sie leicht zu schwingen. Die Fußballen bleiben in Kontakt mit der Sprungmatte, die Arme baumeln locker mit.

Versuchen Sie die Übungen ohne Unterbrechung zu machen, aber ohne sich dabei zu überanstrengen.

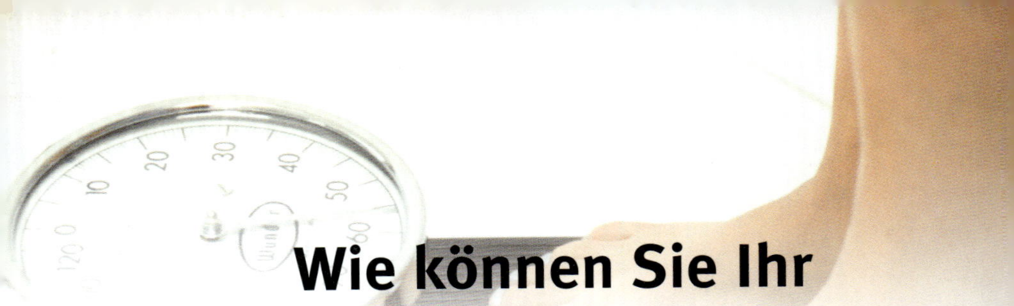

Wie können Sie Ihr Gewicht mit den sechs Sterneregeln halten?

Herzlichen Glückwunsch! In vier Wochen haben Sie jetzt fleißig abgespeckt und möchten nun Ihr Gewicht auch dauerhaft halten.

Kein Problem – wenn Sie diese *sechs Sterneregeln* beachten, können Sie es kinderleicht schaffen:

- Bewegung: Laufen, walken oder hüpfen Sie Trampolin, jeden Tag eine halbe Stunde. So wird Bewegung zur Gewohnheit wie das tägliche Zähneputzen. Denn nur wer Sport treibt, Muskeln aufbaut, kann auch gut Fett verbrennen und wird sich erst gar nicht wieder Speckpölsterchen zulegen.
- Ab und zu ein Eiweiß-Shake! Ersetzen Sie 2 bis 3 Mal pro Woche Ihr Abendessen einfach mit ein bis zwei Eiweiß-Drinks. Denn das »normale« Abendbrot bleibt gerne auf der Hüfte »liegen«. Eiweiß dagegen kurbelt am Abend das Wachstumshormon Somototropin an, das nachts, wenn Sie schlafen, für Sie Fett verbrennt.

Wenn Sie die sechs Sterneregeln beachten, können Sie Ihr Wunschgewicht auch dauerhaft halten.

- Keine Panik vor Heißhungerattacken! Am besten helfen dagegen zwei Gläser heißes Wasser. Und natürlich sind Obst und Gemüse in rauen Mengen erlaubt. Top sind Äpfel, Karotten, Sellerie oder eine halbe Banane.
- Kleine Sünden ausgleichen. War die Torte, die Pizza stärker als Ihr Wille, dann halten Sie sich einfach bei der nächsten Mahlzeit etwas zurück. Essen Sie Salat, Obst und shaken Sie sich einen Eiweiß-Drink.
- Keine Angst vor Rückschlägen! Nehmen Sie wieder zu, dann überprüfen Sie gleich mal Ihren Trainings-Puls. Er

könnte zu niedrig sein. Erhöhen Sie ihn um 10 bis 15 Schläge. Und schieben Sie einfach wieder eine Forever-young-Sternediätwoche ein.

- Trinken, trinken, trinken – und zwar weiterhin pro Tag mindestens 3 Liter Mineralwasser oder ungesüßten Tee. In puncto Trinkmenge gilt nämlich: je mehr, desto besser. Denn das versorgt Ihren Körper nicht nur mit gesundheitsförderlichen Stoffen wie Kalzium, Magnesium und Kalium. Mit ausreichend Flüssigkeit »reinigen« Sie Ihren Körper von innen, indem Giftstoffe über die Niere ausgespült werden.

Tipp: In jedes Glas Mineralwasser oder Tee eine halbe Zitrone pressen, denn das enthaltene Vitamin C regt zusätzlich die Fettverbrennung an.

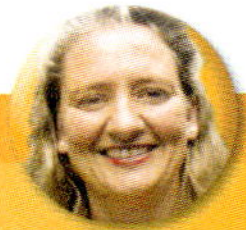

diät-tester fragen:

Andrea Rauschenbach: Wie geht es weiter nach der Diät? Da stehen mehrere Einladungen an, bei denen es jede Menge leckere Sachen zu essen gibt. Was kann ich tun, dass ich davon nicht zunehme?

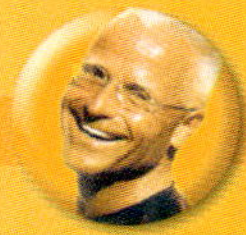

dr. ulrich strunz antwortet:

Vor diesem kleinen Problem stehen Millionen schlanke, fitnessbewusste Menschen. Und es lässt sich ganz einfach lösen: Häufen Sie auf Ihren Teller möglichst das, was Sie auch während der Sterne-Diät gegessen haben. Also frisches Gemüse und Salat oder mageres Fleisch ohne Fettränder. Liegen lassen sollten Sie natürlich Gerichte mit fetten Soßen oder fettiges Fleisch. Zum Nachtisch gibt es auf jedem Buffet immer Obstsalat – lecker und ideal. Finger weg freilich von Sahnetorten und cremigen Desserts. Diese Tipps einzuhalten funktioniert im Alltag wirklich viel leichter, als Sie glauben, weil der bewegte Körper schon von sich aus Appetit auf gesunde Sachen entwickelt.

Wie es die vier Kandidaten auch nach der Diät geschafft haben

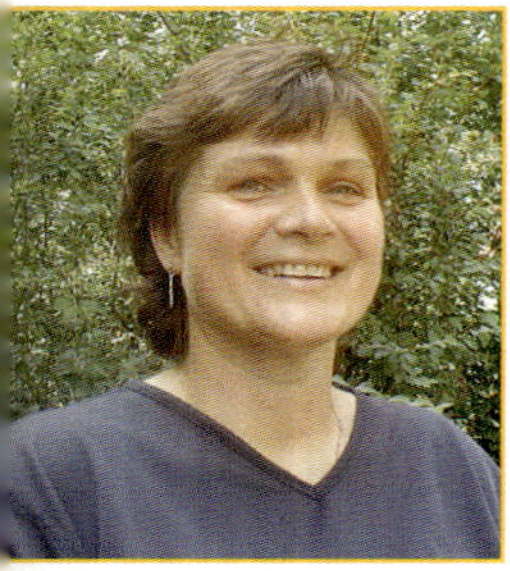

GUDRUN RINDFLEISCH
42 Jahre

Selbst sechs Wochen nach der Diät purzeln die Pfunde weiter – mit einem Lächeln und richtig guter Laune und trotz Schlemmen im Urlaub hat Gudrun Rindfleisch auch nach der Diät weiter abgenommen. Ihr Rezept: zwei- bis dreimal pro Woche wird das Abendessen einfach durch einen Eiweiß-Shake ersetzt – und zwar an den Tagen, an denen auch Nordic Walken auf dem Programm steht.

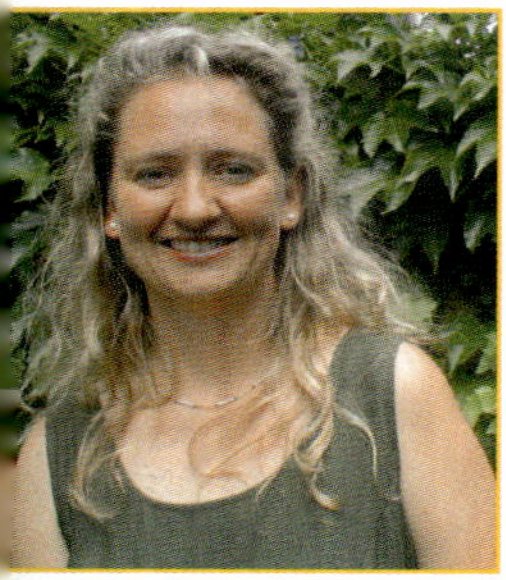

ANDREA RAUSCHENBACH
38 Jahre

Andrea Rauschenbach nascht immer noch gerne. Statt einer ganzen Tafel Vollmilchschokolade reicht ihr heute auch ein kleines Stück Zartbitterschokolade. Das macht glücklich und schont die Linie.

Und das Tollste: sie passt endlich in ihr neues Kleid, das sie sich schon während der Diät als Ansporn gekauft hat. Statt Kleidergröße 44 jetzt Größe 40.

In ein paar Monaten soll Größe 38 passen. Und sie weiß, dass sie auch das schaffen wird.

Andreas Rauschenbach
39 Jahre

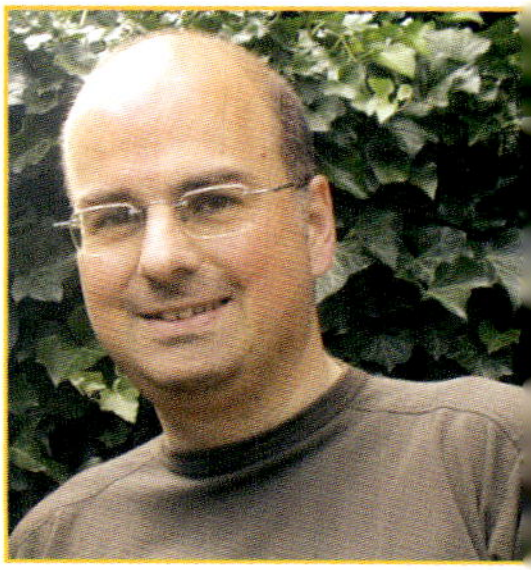

Keine Woche mehr ohne Nordic Walking. Darauf will Andreas Rauschenbach nie mehr verzichten. Denn die Bewegung hat nicht nur seinen Körper, sondern vor allem seinen Geist fit gemacht.

Zweimal pro Woche ein Eiweiß-Shake statt Abendessen, weiter viel Obst und Gemüse statt zucker-, stärke- und fettreicher Gerichte. Das ist sein Rezept, das Gewicht zu halten.

Hildegard Ostertag
55 Jahre

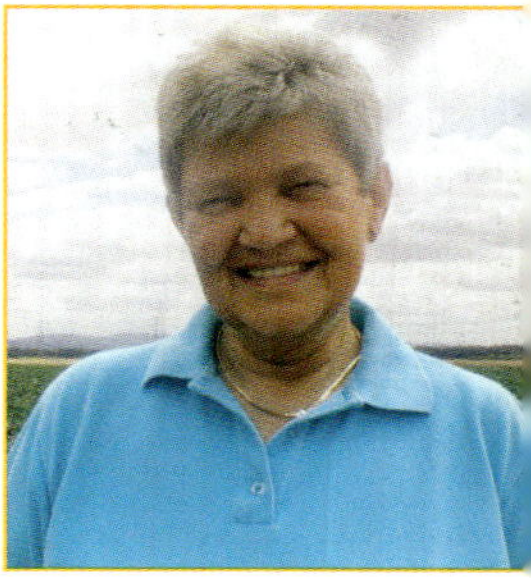

Nach der vierwöchigen Diät fühlt sich Hildegard Ostertag wie neu geboren. Ihre Kreuzschmerzen sind verschwunden, sie schläft nachts besser und meistert gut gelaunt ihren Alltag.

Heißhungerattacken sind Schnee von gestern – denn dank Mineralwasser, frischem Obst und Gemüse ist sie immer satt und hält erfolgreich ihr Gewicht.

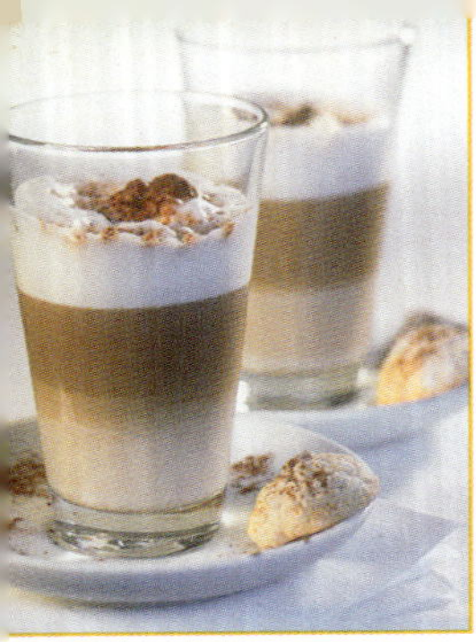

Wie Sie Dickmanns durch Schlankmacher ersetzen können

Der einfache Trick, um schlank zu werden oder zu bleiben, heißt:
Tauschen Sie geheime Dickmacher gegen leckere »schlanke« Alternativen ein.

Die folgende Tabelle gibt Ihnen jede Menge Tipps.

Fettfalle	Menge:	Fett in g ca.:	»Schlanke« Alternative	Menge:	Fett in g ca.:
Sahnejoghurt	150 g	15 g	Ein Glas Buttermilch	0,2 Liter	1 g
1 Portion Salami	30 g	10 g	1 Portion gekochter Schinken	30 g/ 1 Portion	1 g
Croissant	1 Stück	12 g	Toastbrot	1 Stück	1 g
Walnüsse	5 Stück	12 g	Getrocknete Feigen	1 Stück	1 g
Hot Dog	1 Stück	30 g	Große Laugenbrezel	1 Stück	3 g
1 Portion Chips	50 g	20 g	Stange Grissini	1 Stück	0,36 g
Obstkuchen	1 Stück	14 g	Portion Obstsalat	1 Portion	1 g

Fettfalle	Menge:	Fett in g ca.:	»Schlanke« Alternative	Menge:	Fett in g ca.:
Butterkeks	1 Stück	2 g	Große Reiswaffel	1 Portion	0,2 g
Schoko-Nuss-Riegel	1 Stück	17 g	Schoko-küsse	1 Portion	2 bis 3 g
Eiskaffee	1 Glas	32 g	Milchkaffee	1 Becher	4 g
Gebackener Camembert	100 g	16 g	Hüttenkäse	100 g	4 g
Erdbeereis	1 große Portion	10 g	Schale Erdbeeren mit etwas Sahne	1 Schälchen	2,5 g
Fischstäbchen	5 Stück	10 g	Unpaniertes Putenschnitzel	150 g	1 g
Pommes	Mittlere Portion	20 g	Ofenkartoffel mit magerem Kräuterquark	1 mittelgroße Kartoffel	2 g
Berliner	1 Stück	17 g	Rosinenbrötchen	1 Stück	1 g
Bratwurst mit Brot und Senf	1 Stück	34 g	Normaler Hamburger	1 Stück	9 g
Apfelkuchen	1 Stück	12 g	Apfel	1 Stück	1 g

Register

Autoren

Dr. Ulrich Strunz, Jahrgang 1943, ist praktizierender Internist und Gastroenterologe und entwickelte das Forever-young-Erfolgsprogramm für geistige und körperliche Höchstleistung. Er begeistert in Vorträgen, Seminaren und TV-Auftritten Jahr für Jahr Zehntausende von Menschen für ein neues, gesundes und schlankes Leben. Über 3 Millionen Sachbücher in 14 Sprachen. www.strunz.com

Petra Theisen begann ihre TV-Karriere nach einem BWL-Studium als Moderatorin des ARD-Wirtschaftsmagazins »Plusminus News«. Heute ist sie beim Hessen Fernsehen Sendungsleiterin von »service:tr€nds, das clever-TV«, das jeden Mittwoch um 19 Uhr live vom Main Tower in Frankfurt ausgestrahlt wird. Ihre Spezialgebiete sind Gesundheit und Ernährung. www.hr-online.de

Der Sterne-Koch Michael Beck ist zugleich ausgebildeter Bäcker und Konditor. 1996 erhielt er einen Michelin-Stern. Nach Stationen im In- und Ausland machte er sich 1999 mit dem Restaurant »Alte Rose« in Hofheim-Wildsachsen selbstständig. Seit 2002 ist er im hessen fernsehen als Studiogast bei »service:tr€nds« und als Berater für Ernährungssendungen tätig. www.weinculinarium.de

Bildnachweis

Christiane Baader: 18, 19, 77, 136, 137, Vignetten Teilnehmer; **Frank Boxler:** 8; **Buch-Werkstatt GmbH:** 5 o., 5 m., 6 m., 27, 30, 37, 51, 52, 54, 56, 57, 58, 65, 68 u., 72, 73, 82, 86, 96, 100, 101, 104, 108, 110, 111 u. (MEV); **Corbis, Düsseldorf:** 71 (M. Keller), 105 (Rob Levine); **Fontshop, Berlin:** 4 o.l., 117; **hr-fernsehen:** 10; **IFA-Bilderteam, Taufkirchen:** 59 (DIAF); **Imagesource, Düsseldorf:** 55; **jump, Hamburg:** 4 o.r., 11 (C. Botha), 14, 24, 50, 125, 127 (A. Falck), 4 u., 16, 22, 87, 126 (L. Lenz), 6 o., 20, 35, 74, 92, 111 o., 124, 130 (K. Vey), 23, 48, 132 (M. Grundt), 4 m., 44, 60, 66, 69, 85, 122, 128, 129, (M. Sandkühler), 80 (Cole), 134 (Leonie); **Lars Krahwinkel, Bad Homburg:** 62, 68 o., 70, 76, 78, 83, 89, 95, 102, 107, 112; **Mauritius, Mittenwald:** 46 (Botanica), 90 (Sammy); **Maik Reuß:** 9, Vignette Michael Beck; **Stockfood, München:** 7 o. (Antje Plewinski), 5 u., 26 (A. Schliack), 31 (D. Begovic), 6 u., 40 (Karl Newedel), 36, 47 (C. Caspar), 63 (Michael Brauner), 81, 93 u., 97 (Eising), 103 (J. Carrier), 114 (G. Bohle), 115 o. (K. Mewes), 115 u. (M. Finley), 138 (M. Urban), 7 u., 34 (Holsten/Koops), 49 (Uwe Bender), 79 (Sporrer); **Zefa, Düsseldorf:** 32 (Stockbyte), 38, 98, 118 (M. Keller), 39, 45 (sucré salé), 42 (Gulliver), 53 (A.B.), 91 (T. Matted), 93 o. (T. De Santo), 109 (J. Feingersh), 116 (More), 113 (Masterfile)

Impressum

Umwelthinweis: Dieses Buch wurde auf chlor- und säurefreiem Papier gedruckt.

Originalausgabe

http://www.heyne.de

Lektorat: Dunja Reulein, München
Bildredaktion: Gabriele Feld, München
Layout: Katharina Schweissguth, München
Coverdesign und Artwork: Eisele Grafik-Design, München
Satz: Buch-Werkstatt GmbH, Bad Aibling
Lithos: Buch-Werkstatt GmbH, Bad Aibling
Druck und Verarbeitung: OAN, Zwenkau

Printed in Germany

ISBN 3-453-66000-5

Wichtiger Hinweis

Die Ratschläge in diesem Buch sind von den Autoren und vom Verlag sorgfältig erwogen und geprüft. Sie bieten jedoch keinen Ersatz für kompetenten medizinischen Rat. Jede Leserin und jeder Leser ist für ihr/sein Handeln selbst verantwortlich. Alle Angaben in diesem Buch erfolgen daher ohne jegliche Gewährleistung oder Garantie seitens der Autoren und des Verlages. Eine Haftung der Autoren bzw. des Verlages und seiner Beauftragten für Personen-, Sach- und Vermögensschäden ist ausgeschlossen.

Die vier Bausteine für ein gesundes und schlankes Leben

→ **Wissen, was gut tut:** Biostoffe bringen Sie mit mehr Energie durchs Leben. Es liegt an Ihnen, ob Sie mit wertlosem Heizöl schlapp und dick werden wollen oder mit den Turbostoffen der Natur sich jeden Tag fitter fühlen.

→ **Wissen, was sich lohnt:** Ernährungslügen und Werbeversprechen verwirren den Verbraucher. Wir recherchieren die wichtigen Studien, interviewen Experten und zeigen, was sich wirklich lohnt.

→ **Smart essen:** Das ist bunter, schmeckt besser, ist einfach und geht schnell. Verabschieden Sie sich von der industriell-abgepackten Langeweile.

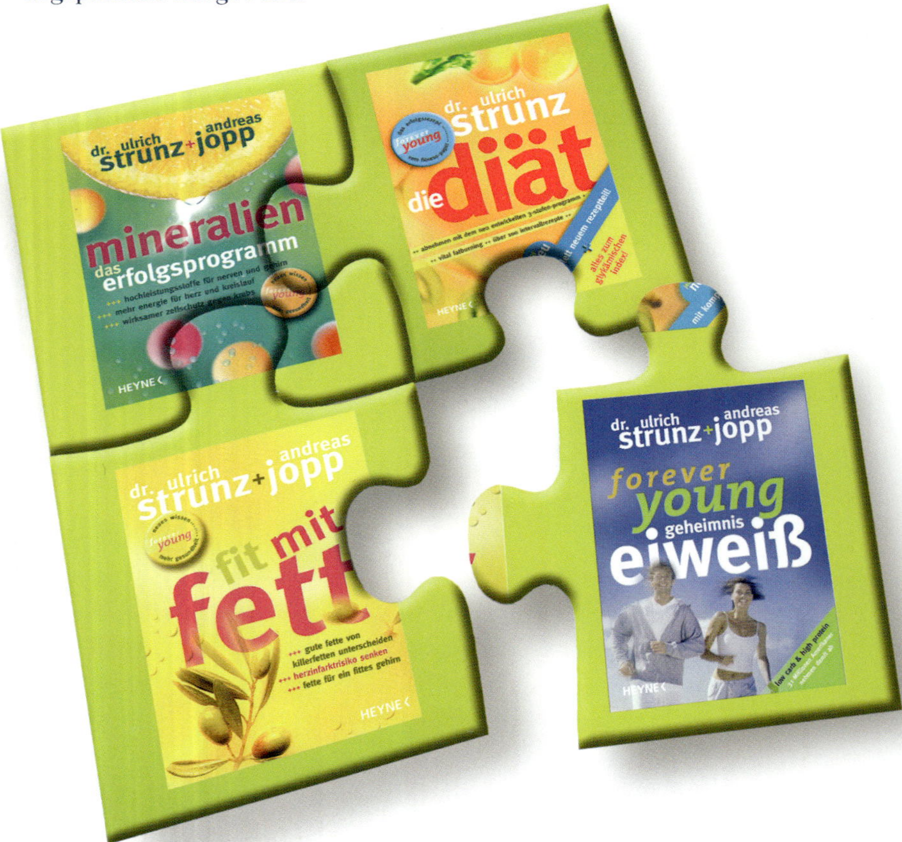